Rim Kahloun

Les manifestations ophtalmologiques de l'infection au virus West Nile

Rim Kahloun

Les manifestations ophtalmologiques de l'infection au virus West Nile

Oeil et West Nile virus

Presses Académiques Francophones

Impressum / Mentions légales

Bibliografische Information der Deutschen Nationalbibliothek: Die Deutsche Nationalbibliothek verzeichnet diese Publikation in der Deutschen Nationalbibliografie; detaillierte bibliografische Daten sind im Internet über http://dnb.d-nb.de abrufbar.

Alle in diesem Buch genannten Marken und Produktnamen unterliegen warenzeichen-, marken- oder patentrechtlichem Schutz bzw. sind Warenzeichen oder eingetragene Warenzeichen der jeweiligen Inhaber. Die Wiedergabe von Marken, Produktnamen, Gebrauchsnamen, Handelsnamen, Warenbezeichnungen u.s.w. in diesem Werk berechtigt auch ohne besondere Kennzeichnung nicht zu der Annahme, dass solche Namen im Sinne der Warenzeichen- und Markenschutzgesetzgebung als frei zu betrachten wären und daher von jedermann benutzt werden dürften.

Information bibliographique publiée par la Deutsche Nationalbibliothek: La Deutsche Nationalbibliothek inscrit cette publication à la Deutsche Nationalbibliografie; des données bibliographiques détaillées sont disponibles sur internet à l'adresse http://dnb.d-nb.de.

Toutes marques et noms de produits mentionnés dans ce livre demeurent sous la protection des marques, des marques déposées et des brevets, et sont des marques ou des marques déposées de leurs détenteurs respectifs. L'utilisation des marques, noms de produits, noms communs, noms commerciaux, descriptions de produits, etc, même sans qu'ils soient mentionnés de façon particulière dans ce livre ne signifie en aucune façon que ces noms peuvent être utilisés sans restriction à l'égard de la législation pour la protection des marques et des marques déposées et pourraient donc être utilisés par quiconque.

Coverbild / Photo de couverture: www.ingimage.com

Verlag / Editeur:
Presses Académiques Francophones
ist ein Imprint der / est une marque déposée de
OmniScriptum GmbH & Co. KG
Heinrich-Böcking-Str. 6-8, 66121 Saarbrücken, Deutschland / Allemagne
Email: info@presses-academiques.com

Herstellung: siehe letzte Seite /
Impression: voir la dernière page
ISBN: 978-3-8381-4353-8

Copyright / Droit d'auteur © 2014 OmniScriptum GmbH & Co. KG
Alle Rechte vorbehalten. / Tous droits réservés. Saarbrücken 2014

TABLE DES MATIERES

INTRODUCTION 1
PARTIE THÉORIQUE 2
    I.   Virologie 2
        I.1.   Agent viral 2
            I.1.1.   *Structure* *2*
            I.1.2.   *Génétique* *2*
        I.2.   Transmission 3
            I.2.1.   *Cycle de transmission* *3*
            I.2.2.   *Modalités de transmission* *5*
    II.   Epidémiologie 5
        II.1.   Distribution dans le monde 5
        II.2.   Distribution en Tunisie 7
    III.   Physiopathologie de l'infection au VWN 7
MATÉRIEL ET MÉTHODES 9
    I.   Matériel d'étude 9
    II.   Méthodes 9
        II.1.   Identification des cas 9
        II.2.   Confirmation de l'infection au VWN 10
        II.3.   Données générales 11
        II.4.   Examen ophtalmologique 12
            II.4.1.   *Mesure de l'acuité visuelle* *12*
            II.4.2.   *Réflexe photomoteur afférent* *12*
            II.4.3.   *Oculomotricité* *12*
            II.4.4.   *Annexes et segment antérieur* *12*
            II.4.5.   *Examen du segment postérieur* *14*
        II.5.   Photographies en couleur du fond d'œil 16
        II.6.   Angiographie à la fluorescéine 16
        II.7.   Angiographie au vert d'indocyanine 17
    III.   Etude statistique 18
RÉSULTATS 19
    I.   Etude épidémiologique 19
        I.1.   Age 19
        I.2.   Sexe 19
        I.3.   Antécédents 19
        I.4.   Origine géographique 20
    II.   Manifestations générales 20
        II.1.   Mode de début 20
        II.2.   Tableau clinique 20
        II.3.   Examens complémentaires 21
    III.   Manifestations ophtalmologiques 22
        III.1.   Circonstances de découverte 22
        III.2.   Signes fonctionnels 22
        III.3.   Examen ophtalmologique 23
            III.3.1.   *Acuité visuelle* *23*
            III.3.2.   *Nystagmus* *23*
            III.3.3.   *Oculomotricité* *23*
            III.3.4.   *Réflexe photomoteur afférent* *24*
            III.3.5.   *Segment antérieur* *24*
            III.3.6.   *Segment postérieur* *24*

III.4.	Angiographie à la fluorescéine	35
III.4.1.	*Foyers de choriorétinite*	*35*
III.4.2.	*Hyperfluoresence papillaire*	*35*
III.4.3.	*Diffusion vasculaire*	*38*
III.4.4.	*Vasculite occlusive*	*38*
III.4.5.	*Rétinopathie diabétique*	*39*
III.5.	Angiographie au vert d'indocyanine	40
IV.	**Traitement**	**43**
V.	**Evolution**	**43**
V.1.	Evolution des signes généraux	43
V.2.	Evolution des signes ophtalmologiques	43
DISCUSSION		**48**
I.	**Caractéristiques épidémiologiques**	**48**
I.1.	L'âge	48
I.2.	Le sexe	48
I.3.	Les antécédents	49
I.4.	L'origine géographique	49
II.	**Manifestations cliniques générales**	**49**
II.1.	La fièvre du VWN	50
II.2.	Les manifestations neurologiques	50
III.	**Les manifestations ophtalmologiques**	**52**
III.1.	Les signes fonctionnels	54
III.2.	La fonction visuelle	55
III.3.	Annexes	55
III.4.	Atteinte du segment antérieur	55
III.5.	Atteinte du segment postérieur	56
III.5.1.	*L'hyalite*	*56*
III.5.2.	*Les foyers de choriorétinite*	*56*
III.5.3.	*Les hémorragies rétiniennes*	*58*
III.5.4.	*Les engainements vasculaires*	*58*
III.5.5.	*La vasculite occlusive*	*58*
III.5.6.	*Les modifications de l'épithélium pigmentaire*	*59*
III.5.7.	*L'atteinte congénitale*	*59*
III.6.	Atteinte du nerf optique	60
IV.	**Diagnostic positif**	**60**
IV.1.	ELISA	60
IV.2.	Test de séroneutralisation	61
IV.3.	Autres techniques	61
V.	**Traitement**	**61**
V.1.	Traitement curatif	61
V.2.	Traitement préventif	62
VI.	**Evolution**	**62**
VII.	**Pathogénie des lésions ophtalmologiques**	**63**
VIII.	**Intérêt de l'examen ophtalmologique dans le diagnostic de l'infection au VWN**	**64**
CONCLUSION		**65**
BIBLIOGRAPHIE		**70**

ABREVIATIONS

AV : Acuité visuelle
CR : Choriorétinite
CRP : C réactive protéine
FO : Fond d'œil
HTA : Hypertension artérielle
ICG: Vert d'indocyanine
IgM : Immunoglobulines M
IgG : Immunoglobulines G
LCR : Liquide céphalorachidien
PL : Ponction lombaire
RPM : Réflexe photomoteur
SNC : Système nerveux central
TORSH : Toxoplasmose – Oreillons– Rubéole – Syphilis – Hépatite
VWN : Virus West Nile

INTRODUCTION

L'infection au virus West Nile (VWN) est une zoonose, due à un *Flavivirus*, transmise par un moustique vecteur, le réservoir étant les oiseaux migrateurs.

Le VWN était isolé et identifié la première fois en Uganda en 1937. Depuis, des cas sporadiques et des épidémies majeures ont été rapportées en Afrique, Moyen Orient, Europe, Asie et au continent Américain **[27]**. L'infection au VWN est le plus souvent asymptomatique, mais peut se manifester par des signes neurologiques assez sévères. Son diagnostic est évoqué devant des données épidémiologiques et cliniques. Il est confirmé par la sérologie.

Les atteintes ophtalmologiques ont été peu rapportées et se basaient sur la description de lésions observées chez des patients ayant présenté des signes fonctionnels ophtalmologiques.

Les lésions ophtalmologiques décrites au cours de l'infection au VWN sont polymorphes et souvent asymptomatiques. Les lésions oculaires les plus rapportées sont la choriorétinite multifocale **[2, 11, 21, 32, 35, 45, 53, 55, 65, 88]**, l'uvéite antérieure **[57]**, la vasculite occlusive **[21, 49]**, les hémorragies rétiniennes **[21, 53]**, la neuropathie optique **[7, 21, 38, 87]**.

Dans notre étude portant sur 41 cas atteints d'une infection par le VWN, nous nous sommes proposés de :

- Etudier les caractéristiques épidémiologiques de l'infection par le VWN.
- Décrire et analyser les manifestations ophtalmologiques et systémiques observées chez nos patients.
- Etudier l'évolution et le pronostic des manifestations ophtalmologiques.
- Etudier l'intérêt de l'examen ophtalmologique dans le diagnostic de l'infection au VWN.

PARTIE THEORIQUE

I. Virologie

I.1. Agent viral

I.1.1. Structure

Le VWN est un arbovirus appartenant à la famille des *Flaviviridae*, genre *Flavivirus*. Il est constitué d'une molécule d'ARN monocaténaire d'environ 11000 nucléotides [13]. C'est une particule enveloppée sphérique, mesurant environ 50 nm de diamètre **(Figure 1)**. L'enveloppe protéique est importante pour l'attachement viral et pour la pénétration à l'intérieur des cellules hôtes [81].

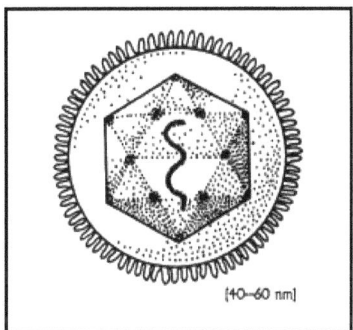

Figure 1 : Schéma du virus West Nile [68].

I.1.2. Génétique

Deux souches différentes du VWN ont été isolées [39] :
- Le type I, le plus répandu, retrouvé en Amérique du Nord, Europe de l'Est, Moyen Orient, Afrique de l'Ouest et en Australie. C'est à cette lignée virulente qu'appartient la souche, introduite en Tunisie en 1997 et à New York (NY 99) en 1999 en provenance d'Israël (Isr 98).

En effet, NY 99 et Isr 98 partagent 99,7% de l'identité du génome viral **[39]**. L'analyse polygénétique a montré que la souche du VWN isolée en Tunisie en 1997 est la plus proche de la variante Isr 98 et NY 99 **[23, 86]**.

- Le Type II : regroupe des souches issues d'Afrique comprenant la souche initiale de 1937, responsables d'infection asymptomatique ou de syndrome fébrile bénin.

I.2. Transmission

I.2.1. Cycle de transmission

Le cycle naturel du VWN comporte un vecteur arthropode et un réservoir vertébré **(Figure 2)**. Le VWN possède la capacité de se répliquer à la fois chez des arthropodes vecteurs et chez des hôtes vertébrés.

Le cycle de transmission nécessite plusieurs étapes :

- L'infection du moustique par un vertébré virémique (oiseau).
- La réplication et la dissémination du virus dans l'organisme de l'arthropode.
- La transmission du virus par le moustique à un vertébré réceptif lors d'un repas sanguin.

Dans les régions tempérées, le cycle commence au printemps, quand les moustiques émergent, et dure jusqu'au début de l'automne quand les moustiques femelles entrent en hibernation physiologique **[71]**.

I.2.1.1. Vecteur

Les moustiques représentent le principal vecteur du virus, ils le transportent dans leurs glandes salivaires. Le VWN est identifié dans 43 espèces différentes de moustiques dominées par l'espèce du genre *Culex* **[39]**. Les moustiques s'infectent en suçant le sang des oiseaux infectés, ces derniers ayant une virémie élevée. Le virus a été également isolé dans les genres *Anophèles*, *Aedes*, *Mansonia*, ainsi que chez les tiques molles *Argasidae* et les tiques dures *Ixodidae* qui peuvent servir comme vecteur substitutif et former un cycle tique-oiseau **[74]**.

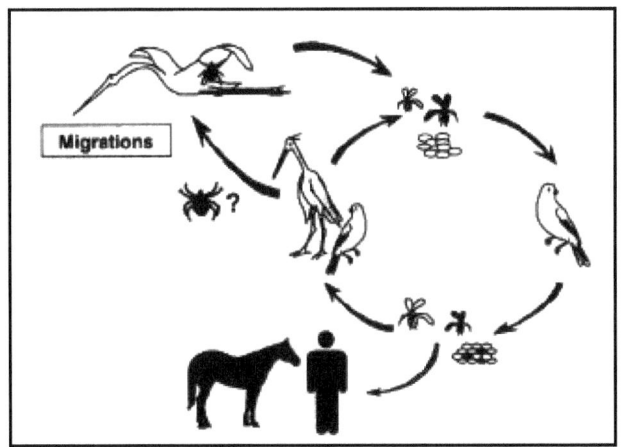

Figure 2 : Cycle de transmission du virus West Nile **[63]**.

I.2.1.2. Réservoir

Les oiseaux sont le réservoir naturel du VWN. Il a été démontré que le VWN peut infecter 138 espèces différentes d'oiseaux **[27]**.

Une fois infecté par le virus, l'oiseau développe une virémie après 1 à 4 jours de l'exposition, permettant la transmission du virus aux moustiques **[27]**. Les oiseaux infectés survivent en général à l'infection et développent une immunité permanente, cependant quelques espèces décèdent. Le VWN semble être particulièrement virulent pour la famille des *Corvidae* qui parait avoir une susceptibilité particulière à l'infection par le virus.

I.2.1.3. Hôte

L'Homme, et d'autres vertébrés, représentent des hôtes accidentels, contaminés par piqûre de moustiques infectés à partir des oiseaux virémiques. Le VWN a été détecté dans 17 espèces de vertébrés tel que : chevaux, chats, chiens, dromadaires, lapins, chimpanzés, chauve-souris et alligators **[27]**.

I.2.2. Modalités de transmission

Plusieurs modes de transmission du VWN ont été identifiés :

- **Piqûre de moustique :** le VWN est transmis à l'Homme par piqûre de moustique contaminé par un oiseau virémique. C'est le mode de contamination le plus fréquent [13, 30]. La transmission interhumaine du virus à travers les moustiques ne semble pas avoir lieu à cause d'une virémie d'intensité faible chez l'Homme.

- **Transfusion :** en 2002, aux Etats Unis, 23 cas de contamination par transfusion sanguine ont été décrits [15, 34, 69].

  Tous les produits dérivés du sang sont susceptibles d'être contaminant : concentrés érythrocytaires, concentrés plaquettaires et plasma déleucocyté [9].

- **Transplantation d'organes :** des méningites et des encéphalites au VWN ont été rapportées chez des patients transplantés d'organes de donneurs dont l'infection au VWN était méconnue [8, 16, 46].

- **Transplacentaire :** un cas de transmission transplacentaire a été décrit dans la littérature [14]. Le nouveau-né a présenté des anomalies cérébrales et choriorétiniennes sévères [4].

- **Allaitement :** des travaux récents ont montré la présence du virus dans le lait maternel [18].

- **Contact direct :** des cas de transmission accidentelle du virus au laboratoire ont été rapportés [17].

II. *Epidémiologie*

II.1. Distribution dans le monde

Plusieurs épidémies majeures d'infection par le VWN ont été rapportées en Afrique, Moyen Orient, Europe, Asie et au continent Américain **(Figure 3)** [27].

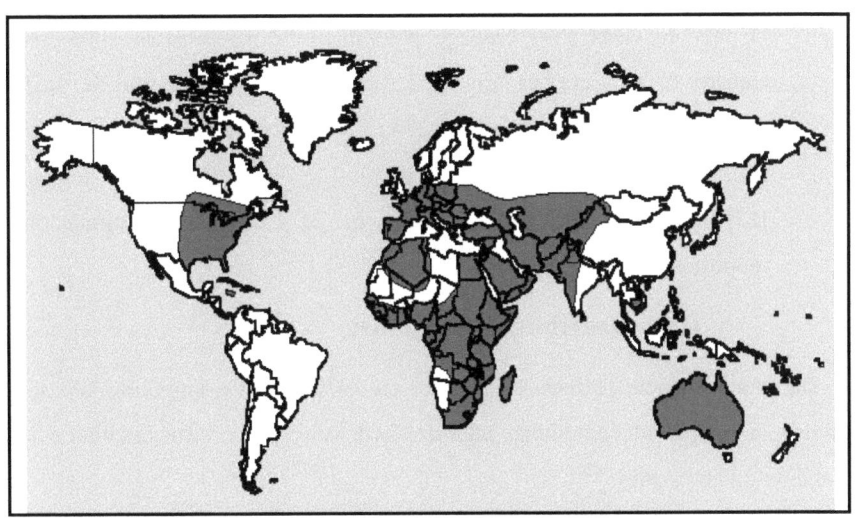

Figure 3 : Distribution mondiale approximative du virus West Nile **[13]**.

- **Afrique de sud 1974 :** première grande épidémie du monde, où 18000 cas d'infection humaine par le VWN ont été rapportés **[64]**.
- **Roumanie 1996 :** entre juillet et octobre 1996, 393 cas confirmés, dont 17 (4,3%) décès, d'infection par le VWN dans la région de Bucharest. Près de 4% de ses habitants sont estimés avoir une sérologie positive **[27]**.
- **Russie 1999 :** une épidémie d'encéphalite a eu lieu dans la région de Volgograd en Russie entre août et septembre 1999, avec 183 cas d'infection confirmée par le VWN ayant occasionné 40 (21,8 %) décès **[74]**.
- **Israël 2000 :** entre août et octobre 2000, 417 cas de fièvre à VWN ont été identifiés au nord et au centre d'Israël avec 33 (14,1%) décès **[74]**.
- **Etats-Unis 1999-2002-2003 :** en septembre 1999, le VWN, qui n'était jusque-là retrouvé uniquement que dans la partie Est du globe, était isolé pour la première fois au continent Américain, à New York, responsable de 62 cas de méningo-encéphalite chez l'Homme dont 2 décès et de 20 cas d'encéphalite chez les chevaux. Un taux élevé de mortalité chez les oiseaux infectés a été également noté **[36]**.

Depuis, le virus s'est propagé pour atteindre 46 états en 2003, puis le Canada et les Caraïbes. En 2002, le virus était responsable de 4156 cas d'infection chez l'Homme avec 284 (6,8%) décès, de 14717 cas d'infection chez les chevaux (4500 décès) et de plus de 13000 décès parmi les oiseaux [27]. En 2003, 9862 cas d'infection par le VWN chez l'Homme ont été rapportés, dont 264 (2,7%) sont décédés.

II.2. Distribution en Tunisie

Dans une enquête réalisée en Tunisie en 1970 et qui a englobé 1406 sérums humains, la séroprévalence globale était de l'ordre de 5%. Le virus circulait à Tunis, à Gabès et à Djerba [66].

Une première flambée des cas humains a été enregistrée en automne 1997, marquée par une éclosion d'une épidémie de méningo-encéphalite touchant 173 patients, dont la majorité était originaire de deux gouvernorats côtiers de la Tunisie : Sfax et Mahdia. La sérologie du VWN faite pour 129 d'entre eux était positive chez 111 cas, 8 (7,2%) décès ont été rapportés [23].

Un retour de la maladie a été vécu pendant l'été automne 2003, lors de cette réémergence du virus, un total de 233 cas de méningite, d'encéphalite et de méningo-encéphalite a été observé dont 219 étaient investigués avec confirmation sérologique dans 111 cas (données non publiées de l'Institut Pasteur de Tunis). Les foyers découverts relèvent surtout des gouvernorats de Monastir, Mahdia et Sousse.

III. Physiopathologie de l'infection au VWN

Après inoculation cutanée, le virus se multiplie dans la peau et dans les ganglions lymphatiques régionaux. Cette réplication initiale est à l'origine d'une virémie primaire qui s'étend au système réticuloendothélial qui est à l'origine d'une virémie secondaire dont l'intensité conditionne l'atteinte du système nerveux central (SNC) [13].

L'existence simultanée du virus dans différents endroits du cerveau et de la moelle épinière suggère une diffusion hématogène du virus dans le système nerveux [13].

Les neurones sont les principales cellules cibles du virus dans le système nerveux avec une atteinte préférentielle des cellules de Purkinje du cervelet, des cellules de la corne antérieure de la moelle épinière et des neurones du thalamus. Le mécanisme de ce tropisme sélectif pour les neurones est encore mal connu [39].

Les manifestations pathologiques du SNC sont le résultat de :
- La prolifération virale dans les neurones et les cellules gliales.
- La réponse immunitaire cytotoxique contre les cellules infectées.
- L'inflammation périvasculaire diffuse.

La pathogénie de l'infection sévère au VWN est mal élucidée. Cependant, le risque de l'atteinte neurologique et de décès chez les personnes âgées suggère le rôle de certains facteurs, comme l'affaiblissement des fonctions immunitaires et la diminution du fonctionnement de la barrière hémato-encéphalique, liés à l'âge avancé [78].

MATERIEL ET METHODES

I. Matériel d'étude

Il s'agissait d'une étude de cohorte rétrospective portant sur 41 patients :

- Trente-deux patients étaient examinés à la phase aiguë. Ils étaient hospitalisés, au cours de la période été-automne 2003, à l'hôpital universitaire Fattouma Bourguiba de Monastir pour fièvre, méningite ou méningo-encéphalite à VWN. Vingt et un patients étaient hospitalisés au service des Maladies Infectieuses et 11 patients au service de Réanimation Polyvalente.

- Neuf patients étaient examinés à distance de l'épisode aigu et le diagnostic d'infection ancienne au VWN était alors rétrospectif. Ils avaient présenté un syndrome fébrile au cours de la même période (4 patients étaient hospitalisés dans des cliniques privées, 1 patient au service de Médecine Interne, 2 patients au service des Maladies Infectieuses, 1 patient dans un hôpital régional et 1 patient était pris en charge en ambulatoire). Les signes cliniques étaient recueillis à l'interrogatoire.

- Tous les patients survivants ont été revus 6 mois après. Seulement 9 patients étaient revus après un recul variant de 13 à 23 mois (recul moyen de 18,2 mois).

II. Méthodes

II.1. Identification des cas

L'identification des cas était faite sur la base de l'examen clinique des malades admis pour une méningite, méningo-encéphalite, une symptomatologie neurologique aiguë fébrile ou un syndrome pseudogrippal bénin au cours de la période d'été-automne 2003.

- Une méningite est définie par un syndrome méningé clinique plus ou moins complet, incluant une fièvre, une céphalée, une raideur de la nuque, un

signe de Kernig, un signe de Brudzinski, des vomissements et une photophobie. Ce syndrome clinique est associé à des anomalies cytochimiques du liquide céphalorachidien (LCR).
- Une encéphalite est définie par une fièvre avec des signes encéphalitiques à type de crises convulsives et/ou des troubles du comportement et/ou des troubles de la conscience et/ou des signes de localisation.
- Une fièvre à VWN est définie par l'association de façon plus ou moins complète de fièvre, céphalée, arthralgies, myalgies, toux, rhinorrhée et d'asthénie avec absence de syndrome méningé ou un LCR normal.

II.2. Confirmation de l'infection au VWN

Une sérologie virale était pratiquée dans tous les cas. Tous les sérums étaient envoyés au laboratoire de virologie de l'Institut Pasteur de Tunis. Les anticorps de type lgM et lgG, spécifiques du VWN, étaient recherchés par la technique ELISA sur tous les prélèvements sanguins. L'étude sérologique dans le LCR n'était pas réalisée dans cette étude.

Notre étude comportait :
- Trente-deux malades dont le diagnostic d'une infection récente à VWN était confirmé par la sérologie, selon les critères du CDC 2001 (Center for Disease Control and Prevention) **[19] (Tableau I)**.
- Neuf malades ayant des lésions ophtalmologiques évocatrices d'une infection à VWN et un titre sérique unique d'IgG anti-VWN.

Tableau I : Résumé des critères diagnostiques de l'infection au VWN selon le CDC [19].

Certain	- IgM anti-VWN positives dans le LCR Et/ou - IgM et IgG anti- VWN positives dans un seul sérum Et/ou - Augmentation ≥ à 4 fois des titres IgG anti-VWN dans le sang Et/ou - Isolement du virus ou la positivité de la recherche de son génome par PCR (dans le sang, le LCR ou dans des biopsies du tissu cérébral).
Probable	Lorsque les malades n'obéissent à aucune des conditions suscitées avec une seule des suppositions suivantes : - IgM anti-VWN positives dans le sang - Titre sérique unique élevé ou stable des IgG anti-VWN (élévation du titre ≤ à 2 fois).
Ecarté	Lorsque les malades n'obéissent à aucune des conditions suscitées et avec : - IgM anti-VWN négatives dans le sang ou dans le LCR collecté entre le 8ème et le 21ème jour du début de la maladie Et/ou - IgG anti-VWN négatives dans le sang collecté au-delà du 21ème jour après le début de la maladie.

II.3. Données générales

Les données suivantes étaient recueillies :
- Age et sexe.
- Origine rurale ou urbaine.
- Date d'hospitalisation.

- Antécédents personnels généraux (diabète, HTA, hyperlipidémie, maladie cardiovasculaire) et antécédents personnels ophtalmologiques.
- Le délai de consultation ou d'hospitalisation.
- Les signes fonctionnels généraux et ophtalmologiques.
- Les signes physiques généraux.
- Les examens complémentaires.
- Le traitement reçu.
- L'évolution.

II.4. Examen ophtalmologique

Tous les patients ont eu un examen ophtalmologique complet comportant :

II.4.1. Mesure de l'acuité visuelle

L'acuité visuelle (AV) était mesurée de loin et de près avec correction d'un éventuel trouble de la réfraction.

II.4.2. Réflexe photomoteur afférent

L'examen du réflexe photomoteur (RPM) afférent était pratiqué à la recherche d'une atteinte de la voie afférente du RPM.

II.4.3. Oculomotricité

L'examen de l'oculomotricité recherchait une paralysie ou une parésie oculomotrice.

II.4.4. Annexes et segment antérieur

On pratiquait un examen minutieux plan par plan, au besoin au fort grossissement.

II.4.4.1. Examen de la conjonctive

Cet examen était pratiqué à la recherche de conjonctivite ou d'hémorragie sous-conjonctivale. A été aussi recherché une rougeur péri-kératique, présente dans les uvéites antérieures aiguës.

II.4.4.2. Examen de la sclère

Cet examen était pratiqué à la recherche des signes d'épisclérite ou de sclérite antérieure.

II.4.4.3. Examen de la cornée

On examinait minutieusement les différentes couches de la cornée, au fort grossissement et en rétro-illumination, avant et après instillation d'une goutte de fluorescéine.

II.4.4.4. Examen de la chambre antérieure

L'examen était pratiqué à l'aide d'une fente fine (1 x 1 mm) et au fort grossissement de la lampe à fente, avec un éclairage latéral oblique à la recherche de :

- Tyndall cellulaire : sous forme de petites particules blanches, mobiles et brillantes, correspondant aux cellules inflammatoires. Le trouble provoqué est appelé tyndall cellulaire dont l'intensité a été cotée de 0 à 4 x (**Tableau II**).
- Tyndall protéique : il traduisait un trouble de l'humeur aqueuse. Il a été coté en fonction de son importance de 0 à 4 x (**Tableau III**).

II.4.4.5. Examen de l'iris

On recherchait un œdème irien, un myosis, des nodules iriens ou une atrophie. L'examen précisait aussi la présence de synéchies postérieures. Enfin, l'examen recherchait des anomalies vasculaires iriennes tel que des néovaisseaux iriens.

Tableau II : Classification du tyndall cellulaire au niveau de la chambre antérieure [84].

Grade	Tyndall cellulaire
0	< 1 cellule
0,5x	1-5 cellules
1x	6-15 cellules
2x	16-25 cellules
3x	26-50 cellules
4x	> 50 cellules

Tableau III : Classification du tyndall protéique au niveau de la chambre antérieure [84].

Grade	Tyndall protéique
0	Absent
1x	Présent mais discret
2x	Modéré (détails iriens et cristalliniens visibles)
3x	Important (détails iriens et cristalliniens mal visibles)
4x	Intense (fibrine dans la chambre antérieure vue à travers un brouillard)

II.4.4.6. Tonus oculaire et gonioscopie

Le tonus oculaire était mesuré à l'aide d'un tonomètre à aplanation de Goldmann. La gonioscopie recherchait :

- Des précipités dans l'angle irido-cornéen.
- Une lame d'hypopion ou des débris inflammatoires.
- Des anomalies vasculaires iriennes (néovaisseaux).

II.4.4.7. Examen du cristallin

Réalisé après dilatation pupillaire, à la recherche de :

- Cataracte, en précisant son type : sous-capsulaire postérieure, corticale, nucléaire ou totale.
- Dépôts de cellules inflammatoires ou pigmentées sur la capsule antérieure.

II.4.5. Examen du segment postérieur

II.4.5.1. Examen du vitré

A été réalisé à la lampe à fente avec un éclairage latéral oblique à l'aide d'une fente fine (1 x 3 mm) et au fort grossissement après dilatation. Nous avons recherché un tyndall vitréen cellulaire et/ou protéique côté de 0 à 4 x (

Tableau IV) et précisé le siège de l'hyalite (antérieure si l'inflammation prédomine en arrière du cristallin ou postérieure lorsque les cellules sont à proximité de la rétine).

Tableau IV : Classification du tyndall cellulaire et protéique au niveau du vitré [84].

Grade	Tyndall cellulaire Nombre de cellules	Tyndall protéique
0	0-1	Absent.
1x	< 50	Présence de protéines ne gênant pas la visualisation de détails rétiniens.
2x	51-100	Détails rétiniens mal visibles.
3x	101-250	Fond d'œil mal visible en dehors des gros vaisseaux.
4x	> 251	Fond d'œil non examinable.

II.4.5.2. Examen du fond d'œil

L'examen du fond d'œil (FO) était réalisé, après une bonne dilatation, à l'aide d'un verre à trois miroirs. On examinait attentivement le pôle postérieur et la périphérie rétinienne. On s'aidait parfois par une indentation qui facilitait l'examen de la base du vitré (examen de la pars plana et de la rétine périphérique). L'examen avait recherché des foyers inflammatoires dont on précisait leur siège (rétine et/ou choroïde) et leur caractère focal, multifocal ou diffus, actif ou cicatriciel. Certains éléments ont été recherchés :

- Des foyers de choriorétinite (CR) actifs : lésions blanc-jaunâtres profondes, la rétine en regard était parfois œdémateuse mais non nécrotique.
- Lésions cicatricielles : en précisant leur aspect, lésions atropho-pigmentaires à limites nettes, et leur siège.
- Vasculite : engainements vasculaires floconneux blanc-jaunâtres, diffus ou localisés, touchant les artères et/ou veines, siégeant au pôle postérieur et/ou en périphérie.
- L'existence d'autres signes :
  - Hémorragies rétiniennes, leur nombre, siège et type : intra-rétiniennes, sous-rétiniennes, sous- épithéliales, à centre blanc.

- Œdème papillaire.
- Œdème maculaire cystoïde ou non cystoïde.
- Altération de l'épithélium pigmentaire.
- Les signes de rétinopathie diabétique.

II.5. Photographies en couleur du fond d'œil

Des photographies du fond d'œil étaient pratiquées, après une bonne dilatation pupillaire. Les clichés intéressaient le pôle postérieur et la périphérie du fond d'œil en cas de présence d'anomalies rétiniennes ou vasculaires.

II.6. Angiographie à la fluorescéine

II.6.1. Technique et déroulement de l'examen

II.6.1.1. Préparation du patient

L'examen angiographique était pratiqué après dilatation pupillaire à l'aide d'un mélange tropicamide à 0,5%, épinéphrine à 10%. Le patient était installé confortablement en face du rétinographe, le menton était placé sur la mentonnière, le front facilement appuyé en avant.

II.6.1.2. Déroulement de l'examen

L'examen angiographique débutait par des clichés d'identification du patient (nom et numéro du dossier). Avant l'injection du colorant, des clichés en lumière monochromatique étaient réalisés de façon systématique (clichés en lumière verte, rouge et bleue). Après réalisation de ces premiers clichés, commençait l'angiographie proprement dite par l'injection de 5 à 10 ml de fluorescéine à 10% en intraveineux, et la mise en route du chronomètre. Dès l'apparition du colorant au fond d'œil, des photographies étaient prises à un intervalle de 1,5 à 2 secondes. Des clichés aux temps moyens et tardifs (entre 5 et 10 minutes) étaient pratiqués plus tard.

II.6.2. Classification de la rétinopathie et de la maculopathie diabétiques

Une classification de la rétinopathie et de la maculopathie diabétiques était pratiquée chez tous les patients diabétiques selon la classification de l'ETDRS [31].

II.7. Angiographie au vert d'indocyanine

II.7.1. Technique de déroulement de l'examen

Le vert d'indocyanine (ICG) est un produit qui présente une forte fixation aux protéines plasmatiques, et susceptible d'émettre une lumière fluorescente lorsqu'il est excité par une lumière infrarouge. L'utilisation de la lumière infrarouge permet d'éviter le masquage provoqué par l'épithélium pigmentaire, et de ce fait permet d'analyser le passage du colorant dans l'ensemble des vaisseaux choroïdiens.

La préparation du patient est identique à celle réalisée au cours de l'angiographie à la fluorescéine. Le rétinographe utilisé était un Topcon 50IA muni d'une caméra infrarouge et relié à un système de digitalisation de l'image ImageNet (Topcon). Le colorant utilisé était l'Infracyanine® 25 mg dilué dans 10 ml de sérum glucosé à 5%. La quantité nécessaire à la réalisation de l'examen se situe entre 5 et 10 ml, soit 1 ml/10 Kg de poids. La solution est injectée par voie intraveineuse au moyen d'un cathéter souple identique à celui utilisé pour l'angiographie à la fluorescéine.

L'injection doit être rapide, effectuée en 1 ou 2 secondes. Des clichés sont pris jusqu'à 2-5 minutes (séquences angiographiques précoces), ensuite des clichés du pôle postérieur et de la périphérie sur 360° sont prises à 8-15 minutes (temps angiographiques intermédiaires). L'imprégnation choroïdienne tardive est analysée par la prise de clichés à partir de 30 minutes.

II.7.2. Résultats de l'angiographie

II.7.2.1. Zones hypofluorescentes

Comme pour l'interprétation de l'angiographie à la fluorescéine, on distingue des hypofluorescences par masquage (tumeurs pigmentées et migrations pigmentaires, hémorragies, fibres à myéline, certaines choroïdites multifocales) et par non perfusion (occlusions artérielles rétiniennes ou choroïdiennes, maladies inflammatoires, atrophie de l'épithélium pigmentaire). Cependant un certain nombre d'hypofluorescences au cours de nombreuses maladies inflammatoires ne semblent s'expliquer par ces 2 mécanismes, leur origine exacte demeure discutée [24].

II.7.2.2. Lésions hyperfluorescentes

- Par transmission : par effet fenêtre, peuvent se rencontrer dans les déchirures de l'épithélium pigmentaire et les dégénérescences maculaires atrophiques. Il s'agit dans ces cas d'une trop bonne visualisation des vaisseaux de la choroïde dans la région dépigmentée.
- Par visualisation des vaisseaux anormaux : les structures vasculaires anormales ou les vaisseaux anormaux choroïdiens peuvent donner lieu à une hyperfluorescence localisée.
- Par imprégnation.
- Par diffusion du colorant.

III. Etude statistique

L'étude statistique de nos résultats était réalisée avec le logiciel SPSS version 13.0 sous Windows XP. La différence était considérée comme statistiquement significative lorsqu'une valeur de p était inférieure ou égale à 0,05.

RESULTATS

I. Etude épidémiologique

I.1. Age

L'âge de nos patients variait de 22 à 71 ans avec une moyenne de 52,3 ans. Vingt-huit patients (68,3%) étaient âgés de plus de 50 ans **(Figure 4)**.

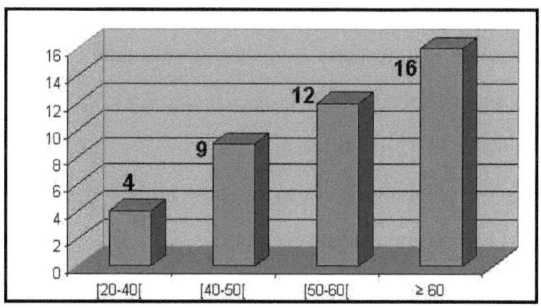

Figure 4 : Répartition des patients selon l'âge.

I.2. Sexe

Vingt-quatre de nos patients (58,5%) étaient de sexe masculin, 17 (41,5%) étaient de sexe féminin, soit un sex-ratio H/F de 1.4 **(Figure 5)**.

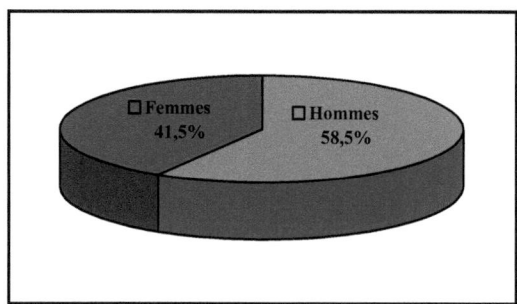

Figure 5 : Répartition des patients selon le sexe.

I.3. Antécédents

Les antécédents pathologiques notés chez nos patients étaient **(Tableau V)** :

- Diabète, trouvé chez 23 patients (56,1%), il était de type non insulinodépendant chez 17 patients (41,5%) et de type insulinodépendant chez 6 patients (14,6%).
- HTA : 7 patients (17,1%).
- Dyslipidémie : 4 patients (9,6%).
- Insuffisance cardiaque : 2 patients (4,8%).
- Autres : ulcère de jambe : 2 patients (4,8%), bronchite chronique : 1 patient (2,4%) et anémie de Biermer : 1 patient (2,4%).

Tableau V : Antécédents pathologiques.

Antécédents	Nombre des patients (N=41)	%
Diabète	23	56,1
Insulinodépendant	17	41,5
Non insulinodépendant	6	14,6
HTA	7	17,1
Dyslipidémie	4	9,6
Insuffisance cardiaque	2	4,8
Autres		
Ulcère de jambe	2	4,8
Bronchit chronique	1	2,4
Anémie de Biermer	1	2,4

I.4. Origine géographique

Trente-sept (90%) de nos patients étaient originaires des zones rurales des gouvernorats de Monastir et de Sousse.

II. Manifestations générales

II.1. Mode de début

Le mode de début était brutal chez tous les patients.

II.2. Tableau clinique

Pour les 32 malades ayant une infection récente à VWN, un tableau de méningite était observé chez 17 patients (53,1%), un tableau de méningo-encéphalite chez

11 patients (34,4%) et un syndrome fébrile chez 4 patients (12,5 %). Parmi ces malades, 3 cas (9,4%) de paralysie flasque étaient notés.

II.2.1. La fièvre

La fièvre était constante chez tous les malades à l'examen initial. Elle était ≥ 38,5°C chez 25 patients (78,1%).

II.2.2. Les céphalées

Les céphalées étaient retrouvées chez 31 patients (75,6%).

II.2.3. Les autres signes cliniques

Les autres signes généraux observés figurent dans le **Tableau VI**. Ils étaient dominés par les nausées et l'asthénie trouvées chacune chez 17 patients (41,4%) et par l'altération de l'état de conscience retrouvée chez 11 patients (26,8%).

Tableau VI : Les manifestations générales.

Signes cliniques	Nombre des patients (N = 41)	%
Fièvre	41	100
Céphalée	31	75,6
Nausées	17	41,4
Asthénie	17	41,4
Arthralgies	8	19,5
Altération de l'état de conscience	11	26,8
Myalgies	5	12,2
Diarrhée	5	12,2
Eruption cutanée	3	7,3

II.3. Examens complémentaires

Les données des examens complémentaires, pour les 32 malades ayant une infection récente à VWN, figurent dans le **Tableau VII**. La numération formule sanguine montrait une hyperleucocytose (≥ 10 000 éléments blancs/mm^3) chez 19 patients (59,4%). Un syndrome inflammatoire biologique avec un taux de la C réactive protéine (CRP) > 20 mg/l était noté chez 15 patients (46,9%).

La ponction lombaire (PL) était pratiquée chez 30 (93,7%) patients vus à la phase aiguë. Elle était normale chez 2 patients (6,3%) et anormale chez 28 patients (87,5%).

Tableau VII : Résultats des examens complémentaires des malades ayant une infection récente à VWN.

Examens complémentaires	Patients (N=32)	%
GB ≥10000 E/mm3	19	59,4
CRP > 20 mg/L	15	46,9
Natrémie <135 mEq/L	9	28,1
Ponction lombaire		
Pléiocytose	28	87,5
Hyper albuminorachie	18	56,2
Hypoglycorrachie	2	6,2

III. Manifestations ophtalmologiques

III.1. Circonstances de découverte

Trente-deux patients avaient bénéficié d'un examen ophtalmologique systématique à la phase aiguë. Ce dernier était pratiqué en moyenne 10 jours après l'apparition des manifestations cliniques avec des extrêmes allant de 2 à 30 jours. La découverte de l'atteinte ophtalmologique était fortuite pour les 9 autres patients qui étaient examinés 12,1 mois en moyenne après les manifestations systémiques, avec des extrêmes de 4 à 28 mois.

III.2. Signes fonctionnels

Parmi nos patients, 29 (70,7%) étaient asymptomatiques et 12 (29,3%) symptomatiques **(Tableau VIII)**.

Les signes fonctionnels les plus rapportés étaient un flou visuel chez 11 patients (91,7%) et des myodésopsies chez 8 patients (66,7%).

Tableau VIII : Signes fonctionnels ophtalmologiques.

Signes fonctionnels	N=12	%
Myodésopsies	8	66,7
Flou visuel	11	91,7
Rougeur oculaire	6	14,6
Amputation du champ visuel	1	8,3
Diplopie	2	16,6

III.3. Examen ophtalmologique

L'examen ophtalmologique chez les 32 patients vus à la phase aiguë était normal chez 8 patients (25%). Il était anormal chez 24 patients (75%, 46 yeux), parmi lesquels l'atteinte était bilatérale chez 22 patients (91,7%) et unilatérale chez 2 patients (8,3%) **(Tableau IX)**.

Tableau IX : Manifestations ophtalmologiques retrouvées chez les patients vus à la phase aiguë.

	Nombre des patients N=32, 64 yeux	%
Examen ophtalmologique normal	16	25
Examen ophtalmologique anormal	24	75
Nystagmus	2	3,1
Paralysie du VI	1	1,6
Hémorragie sous-conjonctivale	2	3,1
Uvéite antérieure non granulomateuse	8	17,4
Choriorétinite multifocale	24	75

III.3.1. Acuité visuelle

L'AV corrigée variait entre 4/10 et 10/10 avec une AV moyenne de 8/10.

III.3.2. Nystagmus

Un nystagmus était noté dans 2 yeux (3,1%).

III.3.3. Oculomotricité

Une paralysie du VI était retrouvée dans 1 œil (1,6%).

III.3.4. Réflexe photomoteur afférent

Le RPM afférent était normal chez tous les patients.

III.3.5. Segment antérieur

III.3.5.1. Conjonctives

Une hémorragie sous-conjonctivale était trouvée dans 2 yeux (3,1%).

III.3.5.2. Uvéite antérieure

Huit yeux (17,4%) avaient une uvéite antérieure non granulomateuse minime avec un tyndall cellulaire à 1 x. Un tyndall protéique n'a été noté chez aucun des patients.

III.3.5.3. Tonus oculaire

Le tonus oculaire était normal chez tous les patients.

III.3.6. Segment postérieur

III.3.6.1. Hyalite

Une hyalite modérée était observée dans 46 yeux (71,9%) des 32 patients vus à la phase aiguë. Elle était toujours modérée : 1 x dans 40 yeux (86,9%) et 2 x dans 6 yeux (13,1%).

III.3.6.2. Foyers de choriorétinite

Parmi les 41 patients de notre série, des foyers de CR multifocale étaient trouvés chez 33 patients (64 yeux, 80,5%). Les lésions étaient bilatérales chez 31 patients (75,6%) et unilatérales chez 2 patients (4,9%).

Parmi les 32 patients vus à la phase aiguë, les foyers de CR étaient présents dans 46 yeux (75%). L'atteinte était bilatérale dès le premier examen ophtalmologique chez 21 (69%) de ces patients. Trois patients (10,3%), dont l'examen ophtalmologique initial était normal avaient développé des lésions choriorétiniennes bilatérales chez 1 patient et unilatérales chez 2 patients, respectivement à 7, 8, et 18 jours après le début des manifestations cliniques.

Les foyers actifs de CR apparaissent comme des lésions circulaires, profondes, crémeuses (**Figure 6**). Les lésions inactives étaient atropho-pigmentaires avec un centre pigmenté et une périphérie atrophique (**Figure 7**). Elles étaient actives dans 15 yeux (34,1%) et inactives (avec ou sans lésions actives associées) dans 29 yeux (65,9%). L'hyalite était retrouvée chaque fois qu'il y avait des lésions de CR. Les 9 patients vus rétrospectivement avaient des lésions choriorétiniennes inactives bilatérales sans réaction vitréenne associée. Les caractéristiques des lésions choriorétiniennes figurent dans le **Tableau X**.

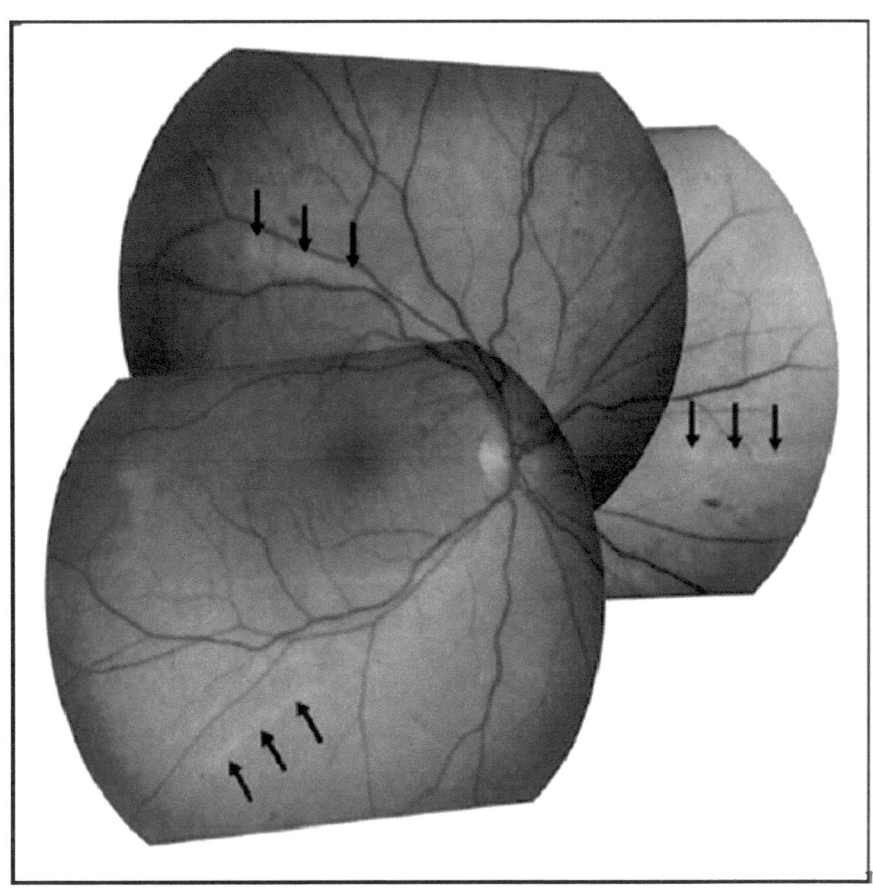

Figure 6 : Montage de photographies en lumière verte montrant des lésions choriorétiniennes actives (↑).

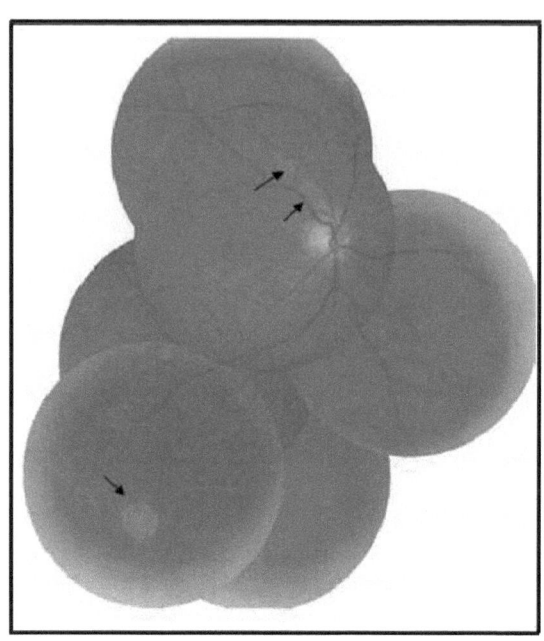

Figure 7 : Montage de photographies en couleur montrant des lésions choriorétiniennes cicatricielles (↑).

Tableau X : Caractéristiques des lésions choriorétiniennes.

Caractéristiques des lésions	Nombre d'yeux N=64	%
Localisation		
Pôle postérieur	36	56,3
Périphérie		
1 quadrant	7	10,9
≥2 quadrants	54	84,4
Nombre		
< 20	18	28,1
20-50	22	34,4
> 50	24	37,5
Taille des lésions		
< 500µ	17	26,6
500-1000µ	38	59,4
> 1000µ	9	14,1
Disposition linéaire	46	73,4

Le nombre des lésions était inférieur à 20 lésions dans 18 yeux (28,1%), entre 20 et 50 dans 22 yeux (34,4%), et supérieur à 50 dans 24 yeux (37,5%).

Les lésions étaient situées dans la moyenne périphérie dans 61 yeux (95,3%) et dans le pôle postérieur dans 36 yeux (56,3 %). Elles intéressaient plus de 2 quadrants dans 54 yeux (84,4%) et étaient limitées à un seul quadrant dans 7 yeux (10,9%).

La taille des lésions était variable : inférieure à 500 μ dans 17 yeux (26,6%) et entre 500 μ et 1000 μ dans 38 yeux (59,4%). Des lésions de grande taille (supérieure à 1000μ) étaient trouvées dans 9 yeux (14,1%).

Une disposition linéaire en stries des lésions était notée dans 47 yeux (73,4%). Les stries avaient une orientation radiaire dans la moyenne périphérie, ou curviligne suivant le trajet des vaisseaux temporaux **(Figure 8)**. Les stries étaient variables en nombre (1 à 3 stries par œil) et en longueur (2 à 15 mm).

Parmi les 33 patients ayant la CR, 22 patients étaient diabétiques. Les lésions choriorétiniennes siégeaient au niveau du pôle postérieur dans 100% des yeux des patients diabétiques et dans 5% des yeux des patients non diabétiques. La relation était statistiquement significative (p<0,0001).

Le nombre des lésions était inférieur à 20 chez 13,6% des patients diabétiques et chez 40% des patients non diabétiques. Il était supérieur ou égal à 20 chez 86,4% des patients diabétiques et chez 60 % des patients non diabétiques **(Figure 9)**. La relation était statistiquement significative (p<0,001). La taille des lésions était inférieure à 500 μ chez 20,4% des patients diabétiques et chez 55% des patients non diabétiques. Elle était supérieure ou égale à 500 μ chez 79,6% des patients diabétiques et chez 45% des patients non diabétiques (p<0,01) **(Tableau XI)**.

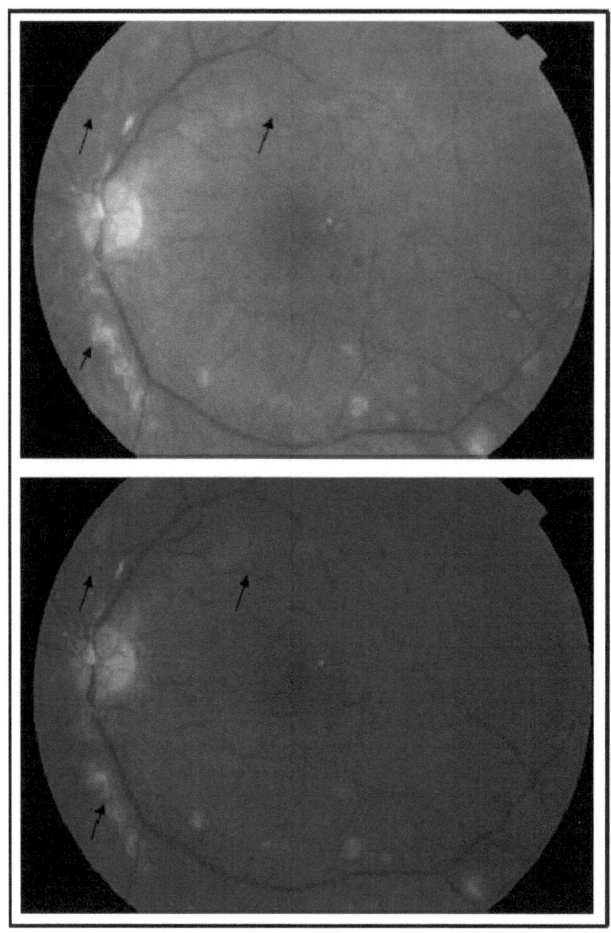

Figure 8 : Photographie en couleur **(A)** et cliché en lumière verte **(B)** montrant la disposition linéaire des lésions (↑).

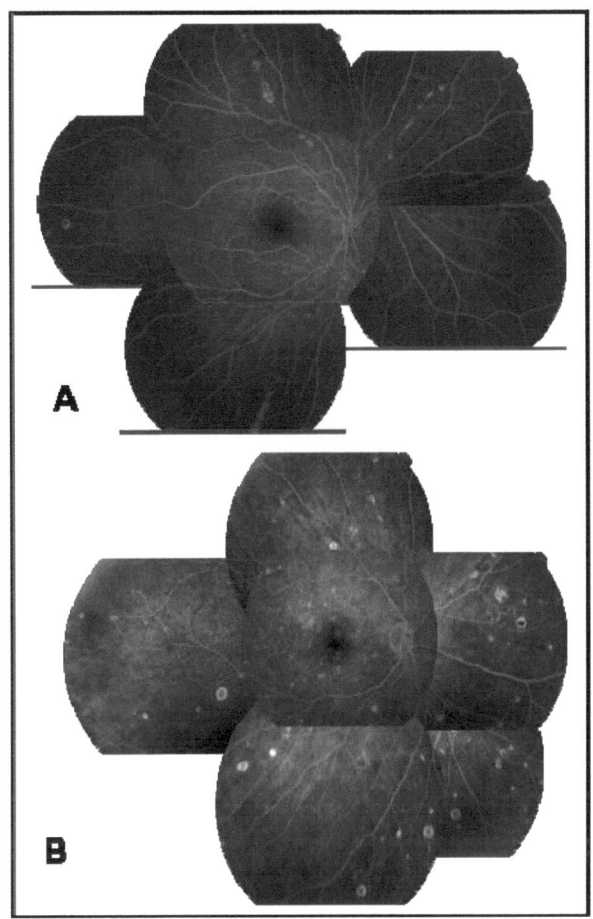

Figure 9 : Angiographie à la fluorescéine au temps moyen **(A)** chez un patient non diabétique et **(B)** chez un patient diabétique : les lésions sont plus nombreuses, de plus grande taille chez le patient diabétique que chez le patient non diabétique.

Tableau XI : Caractéristiques des lésions choriorétiniennes chez les patients diabétiques et non diabétiques.

Caractéristiques des lésions	Patients diabétiques		Patients non diabétiques		P
	Nombre d'yeux N=44	%	Nombre d'yeux N=20	%	
Localisation Pôle postérieur Périphérie	44 43	100 97.7	1 20	5 100	< 0,0001
Nombre < 20 ≥ 20	6 38	13.6 86.4	8 12	40 60	< 0,001
Taille des lésions < 500 μ ≥ 500 μ	9 35	20.4 79.6	11 9	55 45	< 0,01
Disposition linéaire < 3 ≥ 3	32 15 17	72.7 34.1 38.6	4 12 2	70 60 10	

III.3.6.3. Œdème papillaire

Un œdème papillaire était retrouvé dans 4 yeux (6,2%) des patients examinés à la phase aiguë.

III.3.6.4. Hémorragies rétiniennes

Des hémorragies intra-rétiniennes étaient retrouvées dans 40 yeux (62,5%) (**Figure 10**). Des hémorragies profondes en placard situées dans le pôle postérieur (**Figure 11**) étaient retrouvées dans 1 œil (1,6%).

III.3.6.5. Hémorragies à centre blanc

Des hémorragies à centre blanc étaient notées dans 7 yeux (10,9%) (**Figure 11**).

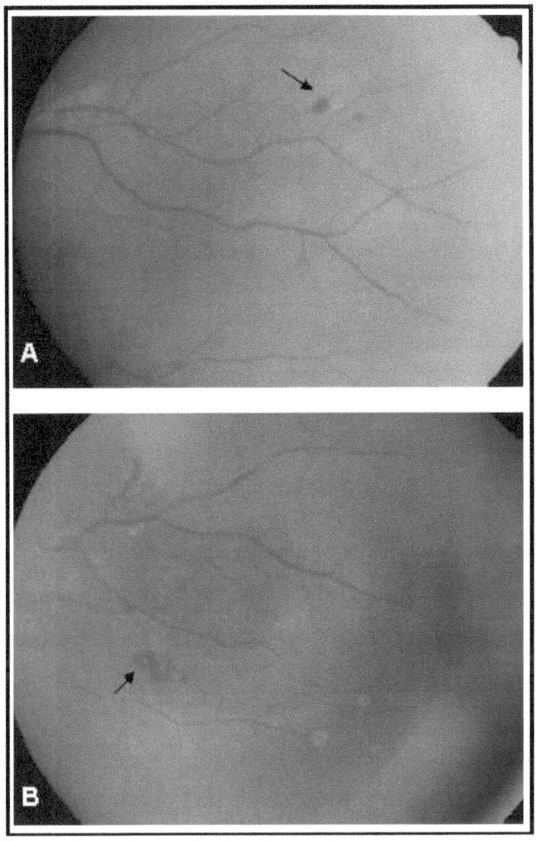

Figure 10 : Photographies en couleur du fond d'œil montrant des hémorragies rétiniennes (A) et des hémorragies à centre blanc (B).

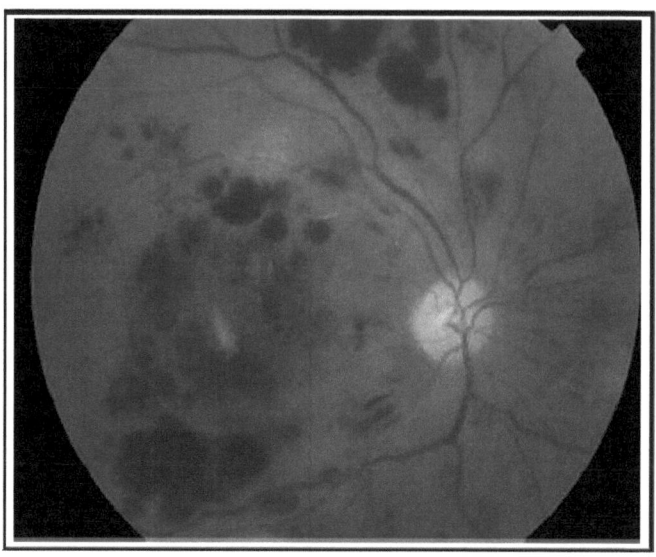

Figure 11 : Photographie en couleur du fond d'œil montrant des hémorragies rétiniennes profondes et superficielles.

III.3.6.6. Engainement vasculaire

Un engainement vasculaire floconneux était visible cliniquement dans 5 yeux (7,8%). Il était artériel dans 2 yeux (3,1%) avec présence de plaques périartérielles diffuses **(Figure 12)**. Il était veineux réalisant une périphlébite dans 3 yeux (4,7%).

III.3.6.7. Altérations de l'épithélium pigmentaire

Des altérations de l'épithélium pigmentaire ayant l'aspect de pseudo-rétinite pigmentaire étaient observées dans 3 yeux (4,7%) **(Figure 13)**. Les lésions étaient unilatérales chez un patient, situées en périphérie nasale et ayant une forme triangulaire, et bilatérales situées en périphérie inférieure chez un autre patient.

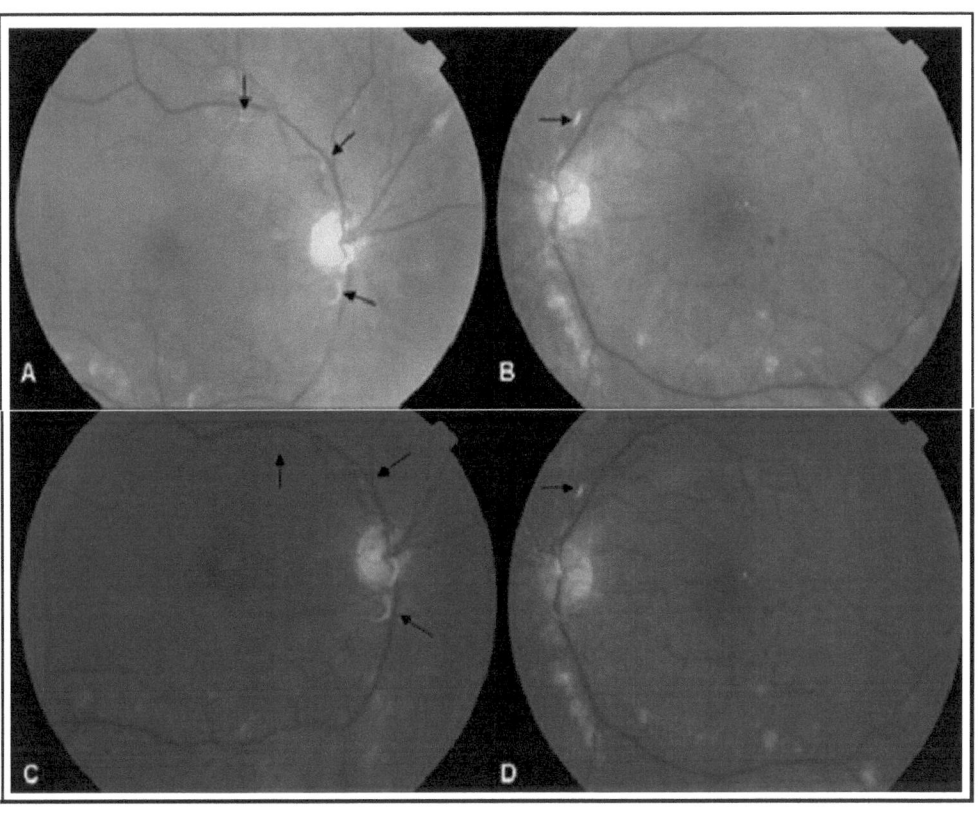

Figure 12 : Photographies en couleur **(A, B)** et en lumière verte **(C, D)** montrant un engainement artériel diffus (↑).

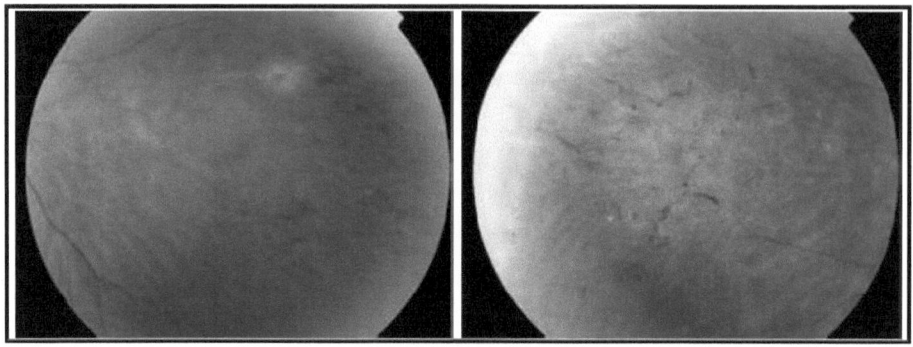

Figure 13 : Photographies en couleur du fond d'œil montrant les modifications de l'épithélium pigmentaire réalisant un aspect de pseudo-rétinite pigmentaire.

III.4. Angiographie à la fluorescéine

Tous les patients avaient bénéficié d'une angiographie à la fluorescéine.

III.4.1. Foyers de choriorétinite

L'expression angiographique des foyers de CR était différente selon le type des lésions actives ou cicatricielles. Les lésions actives étaient hypofluorescentes aux temps précoces, elles devenaient hyperfluorescentes aux temps tardifs **(Figure 14)**. Les lésions cicatricielles avaient un aspect en cocarde avec un centre hypofluorescent et une périphérie hyperfluorescente **(Figure 15)**.

L'angiographie à la fluorescéine a permis de mieux mettre en évidence la disposition linéaire des lésions choriorétiniennes **(Figure 16)**.

III.4.2. Hyperfluoresence papillaire

L'hyperfluorescence papillaire était notée dans 6 yeux (9,4%). L'angiographie à la fluorescéine avait confirmé la présence d'un œdème papillaire cliniquement visible dans 4 yeux. Elle avait révélé une atteinte papillaire infra-clinique dans 2 yeux **(Figure 17)**.

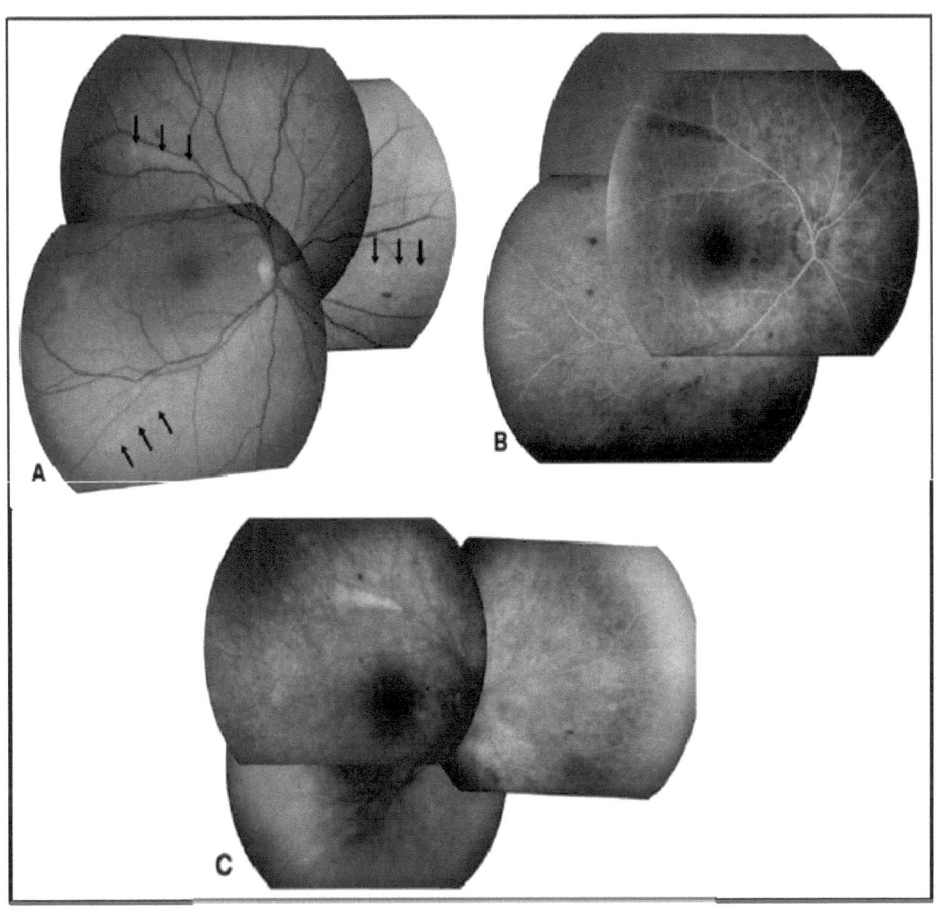

Figure 14 : Séquence angiographique de lésions choriorétiniennes actives. **(A)** Cliché en lumière verte : les lésions choriorétiniennes actives sont crémeuses, profondes, avec une disposition linéaire en temporal supérieur, inférieur et en nasal (↑). **(B)** Au temps précoce les lésions sont hypofluorescentes. **(C)** Les lésions deviennent hyperfluorescentes au temps tardif.

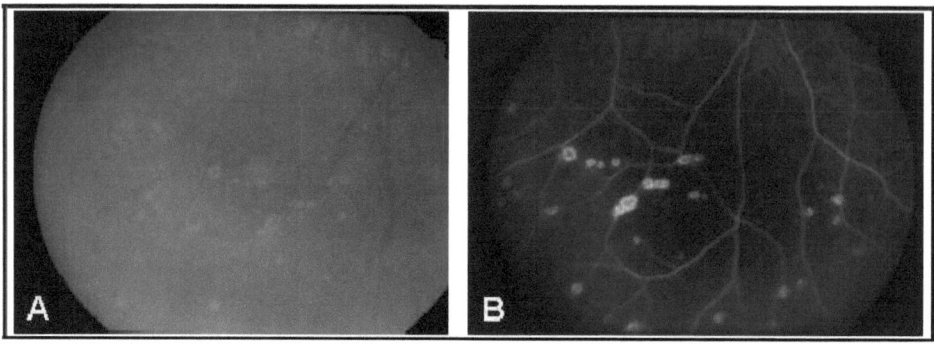

Figure 15 : **(A)** Cliché en couleur montrant des lésions choriorétiniennes cicatricielles avec un centre pigmenté et une périphérie atrophique. **(B)** Angiographie à la fluoescéine au temps moyen montrant un aspect en cocarde des lésions cicatricielles avec un centre hypofluorescent et une périphérie hyperfluorescente.

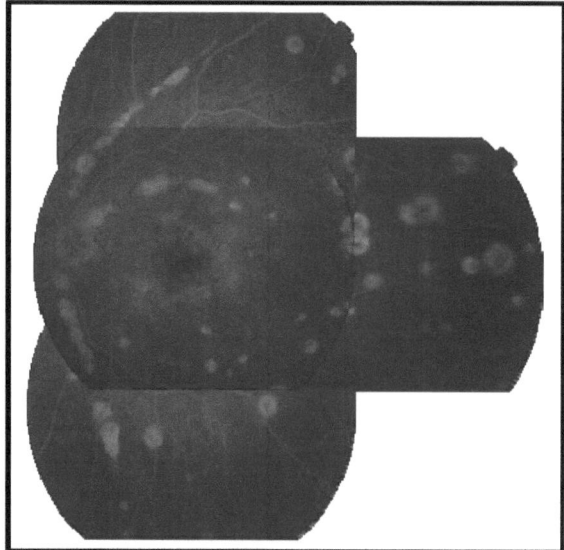

Figure 16 : Montage de clichés d'angiographie à la fluorescéine au temps moyen montrant mieux la disposition linéaire radiaire des lésions choriorétiniennes.

III.4.3. Diffusion vasculaire

Des diffusions vasculaires étaient observées dans 5 yeux (7,8%) **(Figure 17)**.

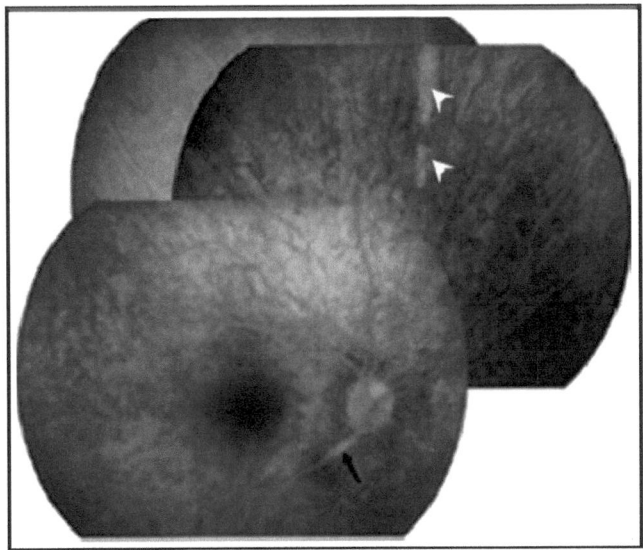

Figure 17 : Angiographie à la fluorescéine au temps tardif montrant une hyperfluorescence papillaire associée à des diffusions vasculaires (↑). Noter la présence de lésions choriorétiniennes en stries (▶).

III.4.4. Vasculite occlusive

Une ischémie maculaire était notée chez un patient dont l'examen du FO avait montré des hémorragies intra-rétiniennes profondes au niveau du pôle postérieur de l'œil droit associées à un œdème rétinien et à un engainement artériel. L'angiographie à la fluorescéine avait montré des territoires de non perfusion capillaire maculaire. La macula de l'œil controlatéral était bien perfusée **(Figure 18)**.

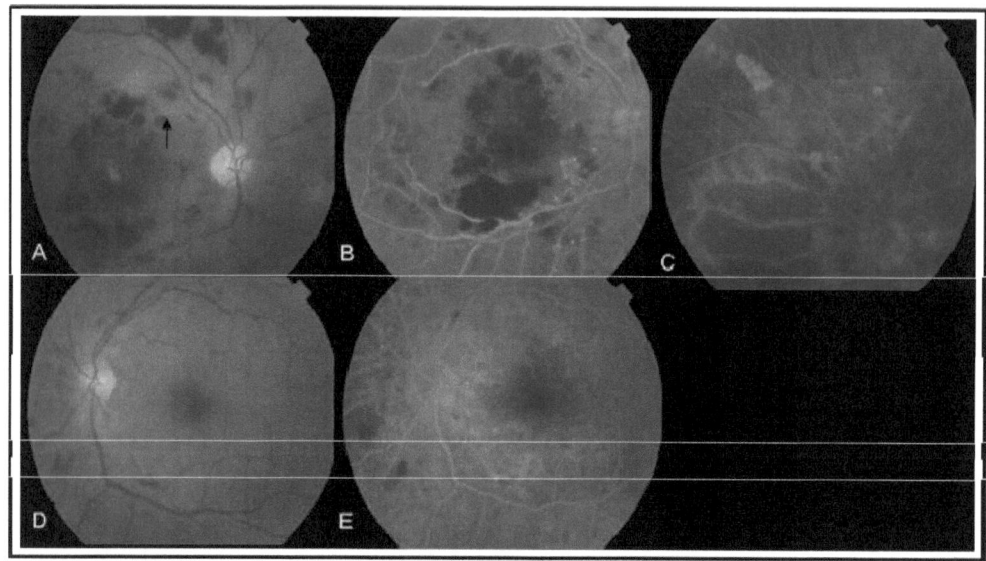

Figure 18 : Photographie du fond de l'œil droit **(A)** montrant des hémorragies maculaires avec engainement artériel (↑). Angiographie à la fluorescéine au temps moyen **(B, C)** montrant des territoires de non perfusion capillaire associés à des lésions choriorétiniennes. La macula de l'œil controlatéral est bien perfusée **(D, E)**.

III.4.5. Rétinopathie diabétique

Vingt-trois de nos patients (56,1%) étaient diabétiques. Une rétinopathie diabétique était observée dans 36 yeux (43,9%) **(Figure 19)**. Elle était de type non proliférante minime dans 4 yeux (4,9%), non proliférante modérée dans 24 yeux (29,3%), pré-proliférante modérée dans 5 yeux (6,1%) et proliférante dans 3 yeux (3,6%).

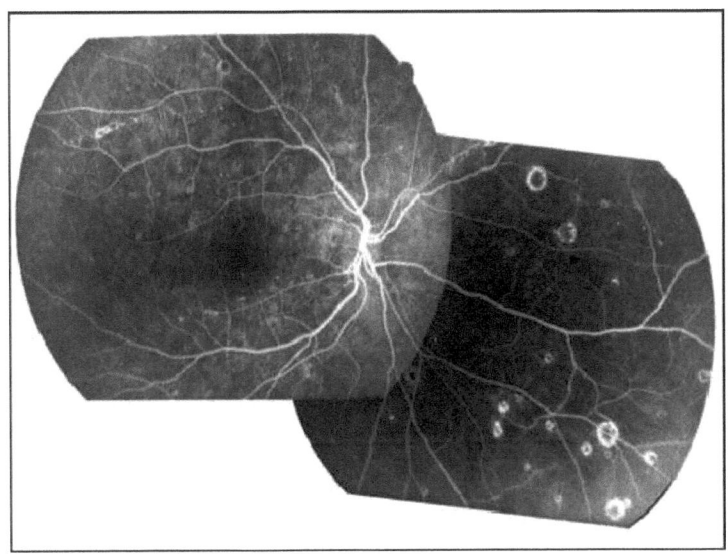

Figure 19 : Angiographie à la fluorescéine au temps moyen, montrant une rétinopathie diabétique non proliférante modérée associée à des lésions cicatricielles de choriorétinite multifocale.

III.5. Angiographie au vert d'indocyanine

L'angiographie en ICG était pratiquée chez 15 patients ayant des lésions choriorétiniennes. Les lésions étaient bilatérales chez 11 patients et unilatérales chez 2 patients. Elle avait montré chez tous les patients des lésions choroïdiennes bilatérales, hypofluorescentes, bien limitées, plus nombreuses que celles observées cliniquement ou à l'angiographie à la fluorescéine **(Figure 20** et **Figure 21)**. Ces lésions hypofluorescentes commencent à apparaître dès les temps précoces dans 14 yeux (46,7%) et dès les temps intermédiaires dans 16 yeux (53,3%), et persistent jusqu'aux temps tardifs.

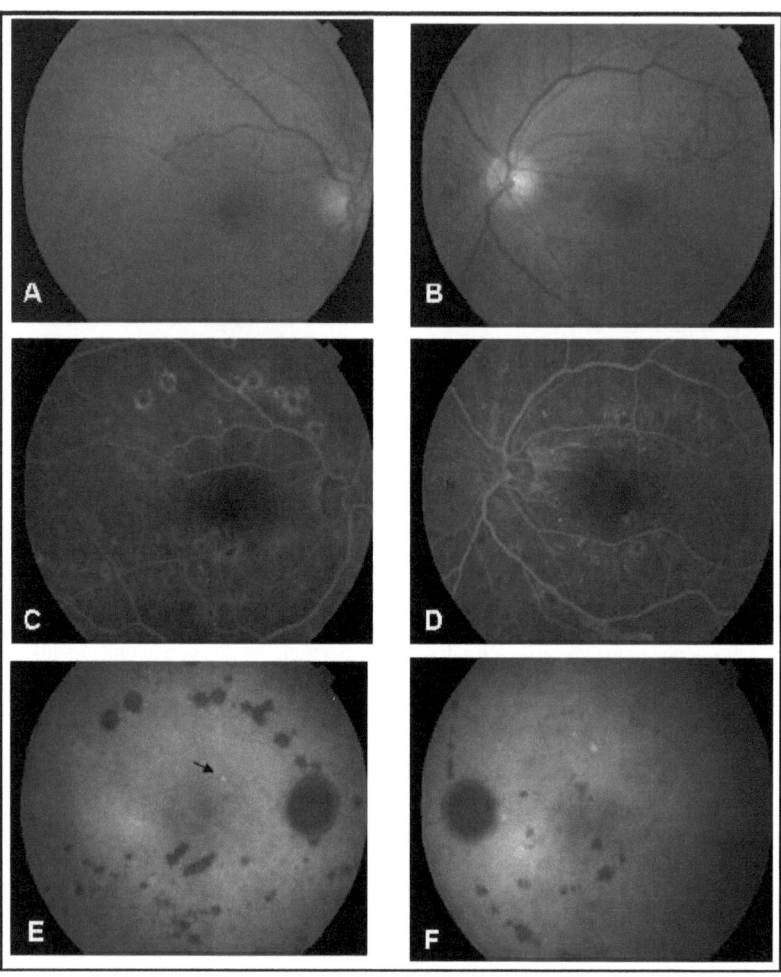

Figure 20 : (A-B) Photographies en couleur du FO montrant des lésions choriorétiniennes atrophopigmentaires. **(C-D)** Clichés angiographiques à la fluorescéine au temps moyen montrant des lésions avec un centre hypofluorescent et une périphérie hyperfluorescente.
(E-F) Clichés d'angiographie au vert d'indocyanine au temps tardif montrant des lésions choroïdiennes hypofluorescentes plus nombreuses que celles observées cliniquement et à l'angiographie à la fluorescéine. Noter la présence de lésion artérielle focale hyperfluorescente (↓).

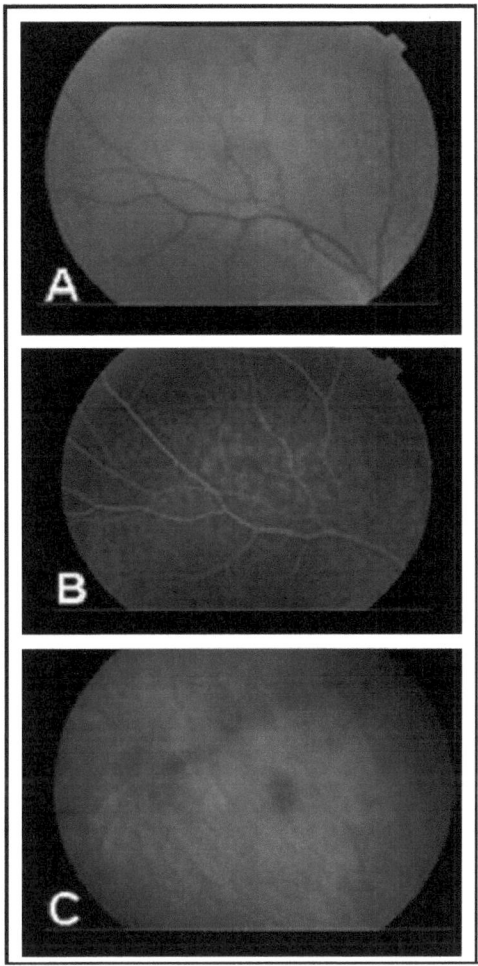

Figure 21 : Photographie en couleur du fond d'œil **(A)** et angiographie à la fluorescéine au temps moyen **(B)** ne montrant pas de lésions. **(C)** Angiographie au vert d'indocyanine au temps tardif montrant des lésions choroïdiennes hypofluorescentes.

Des lésions vasculaires artérielles rétiniennes hyperfluorescentes unilatérales observées aux temps tardifs de l'angiographie en ICG ont été notées chez deux patients (2 yeux, 6,7%). Aucune lésion de vasculite rétinienne correspondante clinique ou à l'angiographie à la fluorescéine n'a été objectivée.

IV. Traitement

Un traitement antiviral était instauré chez 26 patients (81,2%), à base de Ribavirine (1200 mg/jour) associée à l'interféron alfa 2b à la dose de 3 millions/jour chez 21 patients (65,6%).

Les patients présentant une uvéite antérieure étaient traités par une corticothérapie topique.

V. Evolution

V.1. Evolution des signes généraux

Au bout de 3 mois de l'épisode aigu, une disparition totale des manifestations systémiques était retrouvée chez 18 patients (43,9%). Certains patients avaient gardé quelques symptômes résiduels : asthénie chez 15 patients (36,6%), des troubles de la marche chez 3 patients (7,3%) et des céphalées chez 2 patients (4,9%). Deux patients (6,25%) sont décédés.

V.2. Evolution des signes ophtalmologiques

V.2.1. Evolution à court terme

Tous les patients survivants étaient revus 6 mois après l'examen initial, l'AV finale moyenne était de 8/10.

Les lésions choriorétiniennes avaient évolué vers le stade cicatriciel dans tous les yeux.

L'engainement artériel floconneux retrouvé dans 2 yeux avait disparu dans un œil et diminué dans l'autre œil (**Figure 22**).

Un patient avait présenté une maculopathie ischémique au niveau d'un œil, l'évolution au bout de 6 mois était marquée par la disparition des hémorragies rétiniennes, l'apparition d'une hémorragie intravitréenne de faible abondance en rapport avec des néovaisseaux pré-rétiniens. Une membrane néovasculaire choroïdienne sur une lésion choriorétinienne cicatricielle était notée chez ce même patient 9 mois après **(Figure 23)**.

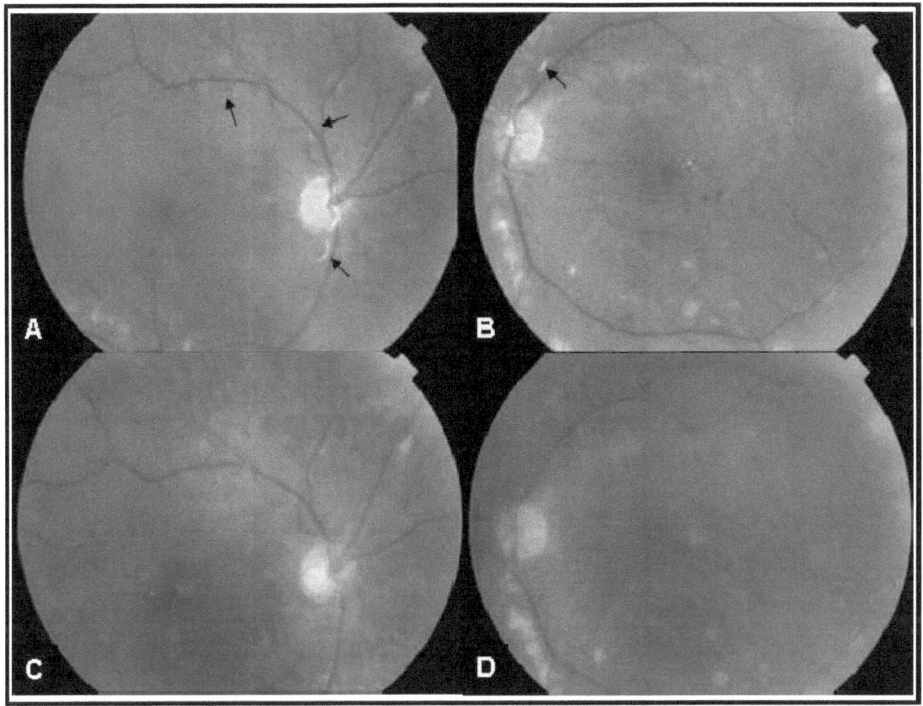

Figure 22 : **(A-B)** Photographies en couleur du FO montrant des engainements artériels (↑). **(C-D)** Photographies en couleur réalisées 6 mois après montrant la disparition de ces engainements.

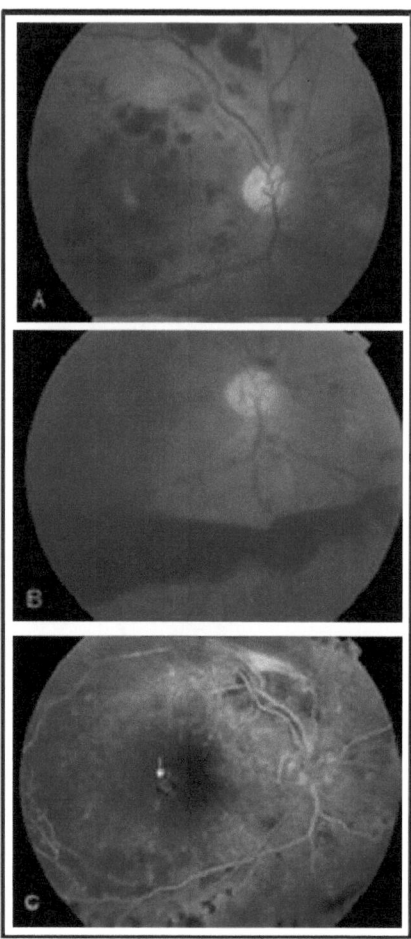

Figure 23 : **(A)** Photographie en couleur du FO montrant des hémorragies maculaires en rapport avec une ischémie maculaire. **(B)** Photographie en couleur réalisée 6 mois après, montrant l'apparition d'hémorragie intravitréenne et rétrohyaloïdienne. **(C)** Angiographie à la fluorescéine au temps précoce réalisée 9 mois après montrant une membrane néovacsulaire maculaire juxtant un foyer cicatriciel (↑).

V.2.2. Evolution à long terme

Neuf patients (17 yeux) étaient réexaminés 13 à 23 mois après l'épisode aigu (recul moyen de 18,2 mois). Ils avaient bénéficié d'un examen ophtalmologique complet et d'une angiographie à la fluorescéine.

V.2.2.1. L'acuité visuelle

L'AV est restée stable dans 12 yeux (70,6%), elle s'est détériorée dans 5 yeux (29,4%).

La baisse de la vision était due à une aggravation de la maculopathie diabétique dans 4 yeux (23,5%) et à une cataracte dans un œil.

V.2.2.2. L'hyalite

Six yeux (35,3%) avaient gardé une hyalite. Elle était cotée à 2 x dans un œil et à 1 x dans 5 yeux.

V.2.2.3. Les lésions choriorétiniennes

Une augmentation de la taille des lésions choriorétiniennes était notée dans 2 yeux (11,8%). L'apparition de nouvelles lésions était décelée dans 3 yeux (17,6%) **(Figure 24)**.

V.2.2.4. La rétinopathie diabétique

Une aggravation de la rétinopathie diabétique ainsi que de la maculopathie diabétique était notée dans 4 yeux (23,5%).

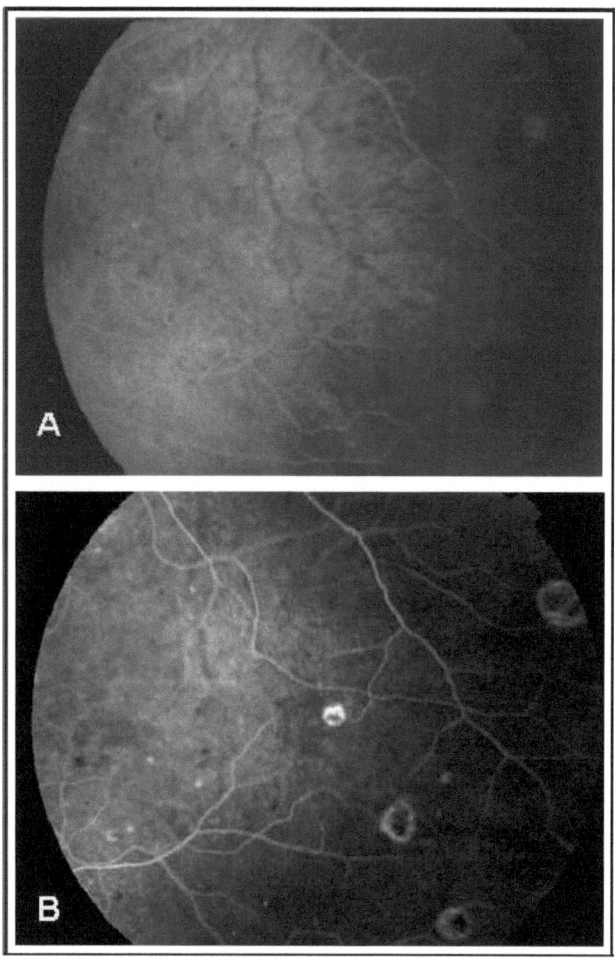

Figure 24: **(A)** Angiographie à la fluorescéine au temps moyen faite à la phase aiguë montrant 2 lésions choriorétiniennes. **(B)** Angiographie à la fluorescéine réalisée 13 mois après montrant l'apparition de nouvelles lésions et l'augmentation de la taille des lésions préexistantes.

DISCUSSION

I. Caractéristiques épidémiologiques

I.1. L'âge

Dans notre série, l'âge de nos patients variait de 22 à 71 ans avec une moyenne de 52,3 ans. Vingt-huit patients (68,3%) étaient âgés de plus de 50 ans. Ceci concorde avec les résultats de la série de Chan [21] où l'âge moyen des patients était de 58,4 ans avec des extrêmes de 32 à 85 ans et de celle de Garg [35] où l'âge moyen était de 56 ans avec des extrêmes de 28 à 73 ans.

Des cas pédiatriques présentant une infection au VWN ont été rapportés dans la littérature [4, 43, 44, 90]. Un seul cas d'atteinte néonatale associée à des manifestations ophtalmologiques a été rapporté [4].

Environ 66 % de nos patients atteints de CR étaient âgés de plus de 50 ans. L'association n'était pas statistiquement significative.

L'âge avancé a été incriminé comme facteur de risque d'atteinte neurologique sévère [67]. Il semble être aussi un facteur de risque d'atteinte ophtalmologique [7, 21, 45] bien que l'association n'était pas statistiquement significative dans notre série.

I.2. Le sexe

Nous avons noté chez nos patients une légère prédominance masculine avec un sex-ratio H/F de 1.4. Ceci concorde avec la série de Chan [21] où le sex-ratio H/F était de 1.3. Par contre, Garg [35] avait noté une prédominance féminine avec un sex-ratio H/F de 0.5.

La prédominance masculine pourrait être expliquée par un risque de piqûre de moustique plus important chez l'homme, probablement dû à ses activités professionnelles plus exposantes.

I.3. Les antécédents

L'HTA, le diabète, les maladies cardiovasculaires et le traitement par les immunosuppresseurs constituent des facteurs de risque d'infections sévères au VWN et de décès **[20, 81, 82]**.

Dans notre série, le diabète trouvé chez 23 patients (56,1%), était plus fréquent chez les patients ayant des lésions choriorétiniennes que chez les patients n'ayant pas de CR. L'association était statistiquement significative (p=0,025). Dans la série de Chan, **[21]** le diabète était plus fréquent que dans notre étude, retrouvé chez 71,4% des patients.

I.4. L'origine géographique

Les épidémies documentées avant 1996 intéressaient dans la majorité des cas une population rurale. Les épidémies majeures survenues par la suite en Russie et aux Etats-Unis ont touché une population urbaine **[73]**. Ceci pourrait être expliqué par les caractéristiques démographiques et écologiques variables entre les pays développés et ceux en voie de développement. Nos patients étaient dans la quasi-totalité d'origine rurale (90 %).

II. *Manifestations cliniques générales*

L'infection au VWN est une infection zoonotique saisonnière. La période d'incubation est habituellement de 3 à 6 jours avec des extrêmes allant de 2 à 14 jours **[70]**.

Dans la plus part des cas, l'infection au VWN est asymptomatique, moins de 20% des sujets infectés par le virus développent des symptômes **[62, 70, 72]**.

L'atteinte neurologique s'observe dans environ 1/150 cas, trois principaux syndromes neurologiques ont été décrits : La méningite, l'encéphalite et la paralysie flasque aiguë **[35]**.

II.1. La fièvre du VWN

Il s'agit d'une fièvre de survenue brutale, accompagnée d'un syndrome pseudogrippal avec asthénie, céphalées, arthralgies, myalgies, anorexie, nausées, vomissements, douleurs cervicales, rash cutané et lymphadénopathies [6].

Elle est caractérisée par la présence d'IgM ou du génome viral dans le sang sans signes de méningite, d'encéphalite ou de paralysie flasque aiguë [89].

L'évolution spontanée se fait vers la guérison en une semaine avec disparition de tous les symptômes à l'exception de l'asthénie qui peut persister plusieurs semaines [70].

Dans notre série, un syndrome fébrile sans signes méningés n'était retrouvé que chez 12,5% des patients.

II.2. Les manifestations neurologiques

L'atteinte est essentiellement à type de méningite, d'encéphalite et de méningo-encéphalite. La présence d'une atteinte musculaire pouvant aller jusqu'à la paralysie flasque est très évocatrice de l'infection au VWN [25]. Les différents signes neurologiques dans notre série et dans la littérature figurent dans le **Tableau XII**.

Tableau XII : Fréquence des différents signes neurologiques au cours de l'infection au VWN.

Epidémie	Méningo-encéphalite		Méningite		Encéphalite	
	N	%	N	%	N	%
Roumanie 1996 [70]	172	44	157	40	63	16
New York 1999 [70]	446	62	230	32	-	-
Israël 2000 [70]	242	58	67	16	-	-
Tunisie, Mahdia 1997 [56]	36	32,5	71	61,4	4	3.6
Notre série	11	34,4	17	53,1	-	-

II.2.1. Méningite

Il s'agit d'une méningite rapidement régressive. Elle se manifeste par un syndrome méningé avec fièvre, céphalées et/ou vomissements, rarement par une raideur de la nuque et des signes de Kernig et de Brudzinski positifs [39].

La PL permet de confirmer le diagnostic en montrant une méningite lymphocytaire aseptique avec une hyperprotéinorrachie et une glycorrachie normale [24].

L'atteinte méningée était variable de 16 à 68 % au cours des différentes épidémies dans le monde [12, 56, 70]. Ceci concorde avec nos résultats où la méningite était retrouvée chez 53,1% des patients.

II.2.2. Encéphalite

L'âge est un facteur de risque dans l'apparition des manifestations encéphalitiques [79, 82]. En effet, une prédominance des signes encéphalitiques chez les sujets âgés de plus de 60 ans a été notée dans plusieurs séries [41, 60].

De nombreux signes cliniques peuvent traduire cette atteinte encéphalitique. Les plus fréquents sont les troubles de la conscience allant jusqu'au coma [26, 60]. D'autres signes peuvent être observés avec des fréquences variables : troubles psychiques (délire, confusion), convulsions, anomalies des nerfs crâniens, ataxie, désordres des mouvements (tremblement, myoclonies, parkinsonisme) [10, 40, 41, 61]. Dans la littérature, l'atteinte encéphalitique isolée varie de 3,6% à 40% [56, 70]. Aucun de nos patients n'était atteint d'encéphalite isolée.

II.2.3. Méningo-encéphalite

La méningo-encéphalite est plus fréquente que l'encéphalite isolée, variant de 32% à 62% [12, 56, 70]. Nous avons également noté que cette atteinte est fréquente (34,4%).

II.2.4. Paralysie flasque aiguë

Elle est due à une atteinte des cellules de la corne antérieure de la moelle épinière, probablement par un mécanisme infectieux direct. Elle réalise un tableau poliomyélite-like et peut être isolée ou associée à d'autres signes neurologiques. Elle associe une fièvre, des discrets signes méningés et une faiblesse musculaire aiguë et asymétrique avec hypo ou aréflexie qui évolue rapidement vers une paralysie [59]. L'atteinte est variable allant de la paralysie d'un seul membre à la quadraplégie qui est observée dans 57% des cas [77]. A un stade avancé une défaillance respiratoire nécessitant le recours à la ventilation mécanique, ainsi qu'à des troubles urinaires à type de rétention ou d'incontinence, peuvent être observés [80].

L'atteinte des paires crâniennes est fréquente, se manifestant surtout par une paralysie faciale et une dysphagie. Le nerf facial est le nerf crânien le plus fréquemment touché, il s'agit d'une atteinte souvent bilatérale et périphérique [77]. Le premier cas de syndrome pseudo-myélitique au cours de l'infection au VWN était rapporté en 1979 et depuis, plusieurs cas étaient rapportés [47]. Dans notre série, 3 cas de paralysie flasque ont été notés (53,4%).

III. Les manifestations ophtalmologiques

La plus part des publications à propos des manifestations ophtalmologiques de l'infection au VWN rapportent des cas isolés [2, 7, 11, 35, 38, 49, 57, 87, 88]. En effet, seuls Hershberger [45], Eidesness [32] et Chan [21] présentent des études concernant respectivement 2, 2 et 7 patients. La plus grande série était de celle de Khairallah [53], comportant 23 patients. Les manifestations ophtalmologiques au cours de l'infection par le VWN sont variées (**Tableau XIII**). L'atteinte ophtalmologique la plus fréquemment retrouvée dans notre série, était l'atteinte choriorétinienne retrouvée chez 80,5% des patients atteints d'infection au VWN.

Tableau XIII : Manifestations ophtalmologiques au cours de l'infection au VWN.

Auteur	Nombre de patients	Nombre des yeux atteints	Age	Sexe	Diabète	Signes fonctionnels	Manifestations ophtalmologiques
Kuchtey et al [57]	1	2	56	F	Oui	Flou visuel, myodésopsies	Uvéite antérieure, hyalite
Adelman et al [2]	1	2	81	M	Oui	Flou visuel	Hyalite, choriorétinite
Vandenbelt et al [88]	1	1	61	M	Non	Flou visuel, myodésopsies	Hyalite, choriorétinite
Bains et al [11]	1	2	60	F	Non	Myodésopsies	Uvéite antérieure, hyalite, choriorétinite, hémorragies rétiniennes
Kaiser et al [49]	1	1	46	F	Oui	Flou visuel	Vascularite rétinienne occlusive
Anninger et al [7]	1	2	55	F	Non	Flou visuel	Hyalite, choriorétinite, neuropathie optique
Myers et al [65]	1	2	68	F	Oui	Flou visuel	Choriorétinite, hémorragies rétiniennes
Vaispapir et al [87]	1	2	55	F	Non	Flou visuel	Neuropathie optique
Gilad et al [38]	1	2	28	M	Non	Flou visuel	Neuropathie optique
Alpert et al [4]	1	2	Nouveau-né	F	-	-	Choriorétinite, maculaire
Hershberger et al [45]	2	4	56-61	M-F	Non	Flou visuel, myodésopsies	Uvéite antérieure, hyalite, choriorétinite, hémorragies rétiniennes, neuropathie optique
Eidsness et al [32]	2	4	57-48	M	Oui	Photophobie	Uvéite antérieure, hyalite, choriorétinite, hémorragies rétiniennes
Chan et al [21]	7	14	32-85 (Moy=58,4)	M=4 F=3	Oui N=5	Flou visuel, myodésopsies	Uvéite antérieure, hyalite, choriorétinite, hémorragies rétiniennes, neuropathie optique, vascularite occlusive
Khairallah et al [53]	29	45	22-74 (Moy=53)	M=20 F=9	Oui N=15	Flou visuel, myodésopsies diplopie rougeur oculaire,	Uvéite antérieure, hyalite, choriorétinite, hémorragies rétiniennes, vascularite occlusive, nystagmus, hémorragie sous-conjonctivale
Notre série	33	64	22-71 (Moy=52,3)	M=24 F=17	Oui N=23	Flou visuel, myodésopsies diplopie, rougeur oculaire	Uvéite antérieure, hyalite, choriorétinite, hémorragies rétiniennes, vascularite occlusive, nystagmus, hémorragie sous-conjonctivale,

III.1. Les signes fonctionnels

L'atteinte ophtalmologique due à l'infection au VWN est peu symptomatique. En effet, dans notre série seulement 29,3% des patients avaient présenté des signes fonctionnels ophtalmologiques **(Tableau XIV)**.

Dans la série de Chan **[21]** le flou visuel était rapporté par 14,3% des patients. Il était plus fréquent chez nos patients, rapporté par 26,8% des cas. Ce flou visuel était en rapport avec la hyalite et/ou la réaction cellulaire dans la chambre antérieure.

Des myodésopsies étaient rapportées par 14,3% des patients de la série de Chan **[21]**, elles étaient rapportées par 19,5% de nos patients. Ces myodésopsies seraient en rapport avec la hyalite.

La rougeur périkératique était observée dans 14,6% des yeux, elle était associée à l'uvéite antérieure dans tous les yeux.

Une diplopie binoculaire était rapportée par 4,8% de nos patients, elle était transitoire, en rapport avec une paralysie du VI chez un patient. Le deuxième patient avait une oculomotricité normale, la diplopie serait un signe de localisation d'une méningo-encéphalite **[61]**.

Tableau XIV : Signes fonctionnels au cours de l'infection au VWN selon la série de Chan [21] et notre série.

Signes fonctionnels	Chan et al (N=7) (%)	Notre série (N=41) (%)
Myodésopsies	14,3	19,5
Flou visuel	71,4	26,8
Rougeur oculaire	0	14,6
Amputation du champ visuel	0	2,4
Diplopie	0	4,8
Baisse de la vision	14,3	2,4

III.2. La fonction visuelle

III.2.1. L'acuité visuelle

L'AV corrigée variait entre 4/10 et 10/10 avec une AV moyenne de 8/10. Ceci explique le caractère souvent asymptomatique des manifestations ophtalmologiques au cours de l'infection au VWN.

III.2.2. Le champ visuel

Des anomalies du champ visuel ont été rapportées dans la littérature, tel que : un rétrécissement des isoptères [21, 87], un scotome arciforme [7] et une amputation d'un hémi-champ visuel [21].

III.3. Annexes

III.3.1. Paralysie oculomotrice

La paralysie du VI était rapportée dans la littérature par Chan [21] dans 7,1% des yeux étudiés. Elle a été également rapportée dans un œil dans le cas décrit par Vaispapir [87]. Nous avons également noté une paralysie du VI dans 1 œil.

III.3.2. Nystagmus

Dans notre série, un nystagmus était noté dans 3,1% des yeux. Selon Vaispapir [87], il serait en rapport avec des signes neurologiques de localisation.

III.3.3. Hémorragie sous-conjonctivale

Aucune atteinte conjonctivale n'a était rapportée dans la littérature. Seule l'hémorragie sous-conjonctivale a été notée dans 3,1% des yeux de nos patients.

Ces patients étaient hypertendus, l'hémorragie sous-conjonctivale serait en rapport avec une HTA déséquilibrée.

III.4. Atteinte du segment antérieur

L'uvéite antérieure non granulomateuse était rapportée dans le cadre de l'infection au VWN par plusieurs auteurs [11, 21, 32, 45, 53, 57]. Dans les cas décrits, elle était minime, avec présence d'atteinte choriorétinienne associée. Cette manifestation, notée dans 17,4% des yeux de nos patients, était associée à une atteinte choriorétinienne dans tous les cas. Seul Kuchtey [57] avait rapporté un cas d'uvéite antérieure isolée.

III.5. Atteinte du segment postérieur

III.5.1. L'hyalite

L'hyalite était décrite par plusieurs auteurs [7, 11, 21, 32, 45, 49, 53, 55, 57, 88]. Dans la série de Chan [21], elle était retrouvée dans 42,9% des yeux. Elle était plus fréquente dans notre série (71,9% des yeux).

L'hyalite était toujours modérée et associée à une atteinte choriorétinienne sauf dans le cas décrit par Kuchtey [57] au cours duquel l'hyalite était associée à une uvéite antérieure non granulomateuse sans lésions choriorétiniennes.

III.5.2. Les foyers de choriorétinite

Les foyers de CR sont les lésions ophtalmologiques les plus rapportées dans la littérature [2, 7, 11, 21, 32, 35, 45, 49, 53, 55, 65, 88].

Dans la série de Chan [21] les lésions choriorétiniennes touchaient 85,7% des yeux, ce qui concorde avec notre série dans laquelle les foyers de CR étaient présents dans 80,5% des yeux.

Les lésions choriorétiniennes étaient bilatérales dans tous les cas rapportés dans la littérature [2, 7, 11, 21, 32, 35, 45, 49, 53, 55, 65, 88]. L'atteinte était bilatérale chez 75,6% de nos patients.

Dans la série de Chan [21], le nombre des lésions actives (66,7% des yeux) était plus élevé que celui des lésions inactives (33,3% des yeux). Chez nos patients, les lésions étaient actives dans 34,1% des yeux et inactives (avec ou sans lésions actives associées) dans 65,9% des yeux. Le taux faible des patients présentant des lésions actives dans notre série serait expliqué par le fait que l'examen d'un grand nombre des patients était pratiqué à distance du début des manifestations systémiques.

Dans la série de Chan **[21]**, les lésions étaient situées dans le pôle postérieur dans 57,1% des yeux et en périphérie dans 100% des yeux. Ceci concorde avec nos résultats où les lésions étaient situées dans le pôle postérieur dans 56,3% des yeux et dans la moyenne périphérie dans 95,3% des yeux.

Myers **[65]** avait rapporté le cas d'une patiente atteinte d'une infection sévère au VWN présentant des lésions choriorétiniennes atrophiques extensives bilatérales touchant la macula et la moyenne périphérie. L'atteinte maculaire était à l'origine d'une baisse importante de l'acuité visuelle limitée à la perception lumineuse.

Une disposition linéaire en stries des lésions choriorétiniennes était retrouvée dans 73,4% des yeux dans notre série. Cette disposition linéaire a été rapportée par plusieurs auteurs **[11, 21, 45]**. Elle était moins fréquente dans la série de Chan **[21]** (28,7% des yeux). Khairallah **[52]** suggère que les stries suivent le trajet des fibres optiques et non celui des vaisseaux temporaux.

Dans notre étude, nous avons constaté que l'angiographie en ICG était d'un grand apport puisqu'elle permettait de mieux quantifier l'étendue de l'atteinte choroïdienne. En effet, les foyers choriorétiniens étaient plus nombreux que ceux observés cliniquement ou à l'angiographie à la fluorescéine. Elle permettait aussi de visualiser des lésions non visibles à l'angiographie à la fluorescéine. Selon Khairallah **[50]**, les lésions hypofluorescentes observées dans l'angiographie en ICG peuvent correspondre aux lésions choriorétiniennes visibles atrophiques ou pigmentaires, hyper ou hypofluorescentes à l'angiographie fluorescéinique ainsi qu'à des lésions choroïdiennes stromales non visibles cliniquement ou à l'angiographie à la fluorescéine.

Selon Khairallah **[53]**, La disposition linéaire en stries des lésions selon une orientation radiaire dans la moyenne périphérie, ou curviligne est très évocatrice de l'infection par le VWN.

La disposition linéaire des lésions choriorétiniennes dans la région équatoriale parallèlement à l'ora serrata a été rapportée dans l'histoplasmose oculaire **[33]**, la choroïdite multifocale idiopathique [83] et dans le syndrome de Vogt Koyanagi Harada [22].

Le diabète serait un facteur favorisant d'une atteinte choriorétinienne sévère. En effet, les lésions choriorétiniennes siégeaient au niveau du pôle postérieur chez tous les patients diabétiques et seulement chez 5% des patients non diabétiques avec une corrélation statistiquement significative (p<0,0001). Nous avons également constaté que le nombre des lésions supérieur à 20 était plus fréquent chez les patients diabétiques que chez les patients non diabétiques (p<0,001).

III.5.3. Les hémorragies rétiniennes

Chez les patients examinés à la phase aiguë, des hémorragies rétiniennes étaient retrouvées dans 62,5% des yeux. Elles étaient à centre blanc dans 10,9% des yeux. A noter que 26,1% de ces yeux présentaient une rétinopathie diabétique.

Les hémorragies intra-rétiniennes au cours de l'atteinte oculaire due au VWN étaient rapportées par plusieurs auteurs [11, 21, 35, 45, 53]. Dans la série de Chan [21], elles étaient notées dans 50 % des yeux. Les hémorragies à centre blanc étaient décrites dans de nombreuses affections infectieuses tel que l'endocardite infectieuse, l'infection au virus du SIDA, la rickettsiose, la syphilis et la tuberculose [54, 75].

III.5.4. Les engainements vasculaires

Un engainement vasculaire floconneux était visible cliniquement dans 7,8% des yeux de nos patients. Dans la série de Chan [21] l'engainement vasculaire était plus fréquent, retrouvé dans 28,6% des yeux. Il serait en rapport avec une inflammation périvasculaire mononucléosique [79].

III.5.5. La vasculite occlusive

Un cas de vasculite occlusive était noté chez un de nos patients dans un œil. L'atteinte était unilatérale chez les cas rapportés par Kaiser [49] et Chan [21] avec de multiples occlusions de branches artérielles. Une atteinte bilatérale mais asymétrique était rapportée par Garg [35] chez un patient.

La vasculite occlusive n'était pas associée à des lésions choriorétiniennes dans les cas décrits dans la littérature contrairement à notre patient où la vasculite était associée à de multiples lésions de CR.

Selon Khairallah [51], l'ischémie maculaire serait due à la vasculite associée à l'infection par le VWN qui est à l'origine d'une occlusion artériolaire rétinienne.

Le diabète était associé à la vasculite occlusive chez tous les patients y compris le nôtre. Il serait un facteur favorisant l'occlusion vasculaire en association avec l'inflammation mononucléosique périvasculaire [21].

III.5.6. Les modifications de l'épithélium pigmentaire

Des modifications de l'épithélium pigmentaire ont été observées dans 4,7% des yeux de nos patients. Aucun cas n'a été rapporté dans la littérature. Selon Khairallah [53], ces lésions seraient le résultat d'une occlusion des artères ciliaires.

III.5.7. L'atteinte congénitale

Alpert [4] avait rapporté le premier cas d'atteinte choriorétinienne congénitale due à l'infection par le VWN. Il s'agit d'une mère afro-américaine qui a présenté au cours de sa grossesse une fièvre avec une paralysie flasque en rapport avec une infection par le VWN. L'examen ophtalmologique du nouveau-né à sa naissance avait trouvé un vitré calme avec une large cicatrice choriorétinienne maculaire au niveau de son œil droit et un aspect granulé de la macula avec une cicatrice choriorétinienne en périphérie temporale au niveau de l'œil gauche. L'atteinte ophtalmologique était associée à des malformations cérébrales graves. Les sérologies de la toxoplasmose, rubéole, cytomégalovirus et de l'herpès simplex virus étaient négatives. Les IgM spécifiques du VWN étaient positives dans le sang et le LCR du nouveau-né.

Dans notre série, aucun cas d'atteinte oculaire congénitale due au VWN n'a été noté.

La sérologie du VWN devrait donc faire partie du bilan étiologique de toute atteinte choriorétinienne congénitale notamment en cas de sérologie TORSH négative.

III.6. Atteinte du nerf optique

Dans notre série, un œdème papillaire était observé dans 9.4% yeux des patients examinés à la phase aiguë. Le RPM afférent était normal chez ces patients. Le champ visuel n'a été pratiqué chez aucun de ces patients à cause de leur état neurologique.

Cinq cas de neuropathie optique ont été rapportés dans la littérature [7, 21, 38, 87]. L'atteinte était bilatérale dans tous les cas, 2 patients avaient un œdème papillaire, 2 patients une atrophie optique et 1 patient une pâleur papillaire.

IV. Diagnostic positif

Les tests sérologiques permettent la détection des anticorps dans le sang et le LCR. Plusieurs tests sont utilisés :

IV.1. ELISA

C'est le test le plus pratiqué. Les IgM sériques apparaissent chez 90% des malades vers le 8ème jour de la maladie et persistent pendant 6 à 8 mois et permettent de conclure à une infection récente. Etant donné que les IgM ne traversent pas la barrière hémato-encéphalique, leur présence dans le LCR est spécifique de l'atteinte du SNC [78, 82, 85].

Les IgG apparaissent entre le 7ème et le 21ème jour après le contage pour persister pendant plusieurs années.

Des réactions croisées avec les autres flavivirus du même groupe antigénique sont possibles, estimées à 12% pour les IgM et à 35% pour les IgG [76].

Dans notre série, le diagnostic de l'infection par le VWN était réalisé par le test ELISA sur des prélèvements sanguins à l'Institut Pasteur à Tunis.

IV.2. Test de séroneutralisation

C'est un test très spécifique et représente le «Gold Standard » pour le diagnostic de l'infection au VWN [58].

Ce test fait appel à la culture virale. Il ne peut être réalisé que dans un centre de référence possédant un laboratoire de sécurité biologique de niveau 3.

IV.3. Autres techniques

D'autres tests sont de pratique moins courante :
- Test de fixation de complément
- Test d'hémagglutination
- Immunofluorescence
- Tests de diagnostic direct: PCR, culture cellulaire

V. Traitement

V.1. Traitement curatif

Le traitement des formes non compliquées d'infection au VWN demeure symptomatique. Les formes avec atteintes du système nerveux (encéphalite, méningite, méningo-encéphalite, paralysie flasque aiguë) nécessitent une hospitalisation avec surveillance et éventuellement une assistance respiratoire [37].

Certaines thérapeutiques antivirales ont été essayées :
- La Ribavirine : c'est un analogue nucléosidique qui permet d'inhiber la multiplication du virus in vitro [27, 28, 29, 48], mais les études ont montré que son efficacité in vivo est limitée [39]. En effet, elle ne réduit ni les symptômes ni la virémie.
- Les anticorps neutralisants : des études ont montré que les immunoglobulines extraites de sujets infectés par le virus peuvent être efficaces à condition d'être administrées précocement après l'infection [3, 42].

- L'interféron alpha 2b est une cytokine qui a montré son efficacité contre le VWN in vitro. Cependant, elle n'a pas montré son efficacité contre les atteintes sévères du SNC [5].

V.2. Traitement préventif

V.2.1. Vaccination

Actuellement il n'existe aucun vaccin humain disponible contre le VWN, plusieurs études à ce sujet sont en cours [13].

V.2.2. Autres moyens préventifs

- Protection contre la piqûre de moustiques par l'utilisation de moustiquaires, le port de vêtements imprégnés de répulsifs ou d'insecticides.
- La prévention du risque transfusionnel par l'exclusion des donneurs à risque.
- L'instauration de systèmes de surveillance des arbovirus. La surveillance doit détecter précocement l'activité du VWN chez les oiseaux et les moustiques ce qui permet de prédire l'émergence de la maladie chez l'Homme et de prendre les mesures nécessaires afin d'éviter l'apparition de nouvelles épidémies.

VI. Evolution

L'évolution des signes ophtalmologiques était favorable dans la majorité des cas de notre série. L'AV finale moyenne après un recul de 3 mois était de 8/10.

Garg [35] avait rapporté que la majorité des patients avaient retrouvé leur AV initiale. Une dégradation de l'AV était notée chez les patients présentant une vasculite occlusive et chez un patient ayant une neuropathie optique.

L'évolution à long terme de l'atteinte oculaire due au VWN n'a pas été rapportée dans la littérature.

Dans notre série, l'évolution à long terme (recul moyen de 18,2 mois) était marquée par une diminution de l'AV dans 27,8% des yeux. Elle est restée stable dans

72,2% des yeux. La baisse de la vision était due à une aggravation de la maculopathie diabétique dans 4 yeux (23,5%) et à une cataracte dans un œil.

Les lésions choriorétiniennes avaient évolué vers un stade cicatriciel dans tous les cas.

L'inflammation oculaire au niveau de la chambre antérieure était résolue avec ou sans traitement anti-inflammatoire topique. Une réaction vitréenne minime à modérée a persisté dans 35,3% des yeux.

Un seul patient avait développé une membrane néovasculaire choroïdienne sur une lésion choriorétinienne cicatricielle. Les néovaisseaux choroïdiens ont été rapportés chez un patient par Garg [35].

Une aggravation de la rétinopathie diabétique de 2 stades ainsi que de la maculopathie diabétique était notée dans 28,6% yeux.

L'atteinte ophtalmologique au cours de l'infection au VWN est dans la majorité des cas peu évolutive et autolimitée. Une baisse importante de la vision peut être due aux séquelles d'une vasculite occlusive [35, 49], à une atteinte du nerf optique [7] ou au siège maculaire des lésions [65].

Nous avons constaté qu'une hyalite minime à modérée peut persister plusieurs mois après l'épisode aigu. Par ailleurs l'atteinte choriorétinienne pourrait protéger contre l'aggravation la rétinopathie diabétique, les lésions choriorétiniennes atrophiques joueraient le rôle de cicatrices de laser empêchant la progression de la rétinopathie diabétique.

VII. Pathogénie des lésions ophtalmologiques

La pathogénie des lésions oculaires au cours de l'infection par le VWN est encore mal élucidée.

Vandenbelt [88] suggère une dissémination hématogène du virus à travers la choriocapillaire avec éventuellement diffusion dans la choroïde responsable d'une CR granulomateuse multifocale. Cette théorie peut expliquer le caractère bilatéral, la multiplicité des lésions et le caractère aléatoire de leur distribution. L'atteinte choroïdienne illustrée par l'angiographie en ICG vient conforter cette hypothèse [50].

Khairallah [52] avait montré que les stries suivent le trajet des fibres optiques et non le trajet des vaisseaux temporaux. Il suggère une dissémination du virus par contiguïté du SNC vers l'œil à travers les fibres optiques. Il suggère aussi que le virus pourrait traverser le neurone par phénomène de "*jumping*" pour atteindre directement l'épithélium pigmentaire et l'endommager laissant la rétine et le neurone intacts.

VIII. Intérêt de l'examen ophtalmologique dans le diagnostic de l'infection au VWN

Le diagnostic de l'infection au VWN était réalisé grâce à un examen ophtalmologique pratiqué systématiquement chez 9 de nos patients. Ces patients avaient présenté un syndrome fébrile qui était rattaché à une gastroentérite chez 3 patients, une infection urinaire chez une patiente, une fièvre au long cours chez 1 patient et d'étiologie indéterminée chez 4 patients. L'examen avait trouvé des lésions de CR bilatérale chez ces patients, la sérologie du VWN s'est révélée positive, le diagnostic d'infection au VWN était redressé grâce à l'examen ophtalmologique.

Abroug [1] avait comparé 2 groupes de patients l'un avec une infection confirmée au VWN, l'autre avec une symptomatologie clinique similaire. Il avait trouvé que la CR multifocale avait une spécificité de 100%, une sensibilité de 73%, une valeur prédictive négative de 74% et une valeur prédictive positive de 100% pour le diagnostic de l'infection au VWN et ceci avant la confirmation sérologique qui n'est possible qu'à partir du 8ème jour de l'infection.

La CR multifocale représente l'atteinte ophtalmologique la plus fréquente et la plus spécifique au cours de l'infection au VWN. L'examen ophtalmologique est d'un grand apport pour le diagnostic d'infection au VWN. Il doit être un examen de routine chez les patients suspectés d'infection au VWN, notamment ceux présentant un syndrome de méningo-encéphalite d'allure virale [53].

Conclusion

L'infection au virus West Nile est une maladie infectieuse zoonotique, transmise par un moustique, souvent du genre *culex*. Le virus était isolé la première fois en Uganda en 1937.

Chez l'Homme, l'infection est asymptomatique dans 80% des cas. Moins de 1 % des sujets symptomatiques développent des manifestations neurologiques (méningite, encéphalite et paralysie flasque aiguë).

Les manifestations ophtalmologiques de l'infection au VWN sont polymorphes et souvent asymptomatiques.

Le but de notre étude était d'analyser les manifestations ophtalmologiques au cours de l'infection au VWN, et d'étudier l'intérêt de l'examen ophtalmologique dans le diagnostic de cette affection.

Notre étude a porté sur 41 patients : 32 patients hospitalisés aux services des Maladies Infectieuses et de Réanimation Polyvalente étaient examinés à la phase aiguë. Neuf patients étaient examinés à distance de l'infection et le diagnostic d'infection au VWN était alors rétrospectif. Tous les patients survivants étaient revus à 6 mois, seulement 9 patients (21,9%) étaient revus après un recul moyen de 18,2 mois.

Le diagnostic de l'infection au VWN reposait sur des éléments cliniques évocateurs (fièvre, méningite ou méningo-encéphalite) avec confirmation biologique par technique ELISA dans le sang.

Tous nos patients ont bénéficié d'un examen général et ophtalmologique complet avec des photographies du fond d'œil et une angiographie rétinienne à la fluorescéine. Quinze patients avaient eu une angiographie au vert d'indocyanine.

Sur le plan épidémiologique :

L'âge moyen de nos patients était de 52,3 ans (extrêmes allant de 22 à 71 ans) parmi lesquels 68,3% étaient âgés de plus de 50 ans. Une prédominance masculine était notée (58,5%), avec un sex-ratio H/F de 1.4. Le diabète était retrouvé chez 56,1% des patients.

Sur le plan clinique :

- Manifestations générales :

Le mode de début était brutal chez tous les patients. Un tableau de méningite était retrouvé chez 53,1% patients, un tableau de méningo-encéphalite chez 34,4% des patients et un syndrome fébrile chez 12,5% des patients. Une paralysie flasque était notée chez 9,4% des patients. Une fièvre était notée chez tous les patients. D'autres signes généraux étaient notés tels que : nausées (41,4%), asthénie (41,4%), arthralgies (19,5%), altération de l'état de conscience (26,8%), myalgies (12,2%), diarrhée (12,2%) et éruption cutanée (7,3%).

- Manifestations ophtalmologiques :

Des signes fonctionnels étaient présents chez 29,3% des patients vus à la phase aiguë. Il s'agissait d'un flou visuel chez 26,8% des patients, de myodésopsies chez 19,5% des patients, de rougeur périkératique chez 14,6% des patients et de diplopie chez 4,8% des patients.

L'acuité visuelle initiale variait de 4/10 à 10/10 (moyenne de 8/10).

Un nystagmus était observé dans 3,1% des yeux, une paralysie du VI dans 1,6% des yeux. Au niveau du segment antérieur, une uvéite antérieure non granulomateuse était retrouvée dans 17,4% des yeux.

Au niveau du segment postérieur, une hyalite modérée était présente dans 71,9% des yeux des 32 patients vus à la phase aiguë.

La choriorétinite multifocale était la manifestation ophtalmologique la plus fréquente, retrouvée dans 80,5% des yeux. L'atteinte bilatérale (75,6%) était plus fréquente que l'atteinte unilatérale (4,9%), et les lésions cicatricielles (65,9%) plus fréquentes que les lésions actives (34,1%).

Les lésions étaient variables en nombre (moins que 20 lésions dans 28,1% des yeux, entre 20 et 50 dans 34,4% des yeux, et plus que 50 dans 37,5% des yeux) et en taille (inférieure à 500 μ dans 26,6% des yeux, entre 500 μ et 1000 μ dans 59,4% des yeux et supérieure à 1000 μ dans 14,1% des yeux).

Le siège au niveau de la moyenne périphérie était la localisation prédominante des lésions (61 yeux, 95,3%). Elles n'étaient situées dans le pôle postérieur que dans 36 yeux (56,3%).

La disposition linéaire en stries des lésions avec une orientation radiaire dans la moyenne périphérie, ou curviligne était très caractéristique de la choriorétinite, retrouvée dans 73,4% des yeux.

Les lésions choriorétiniennes avaient une expression angiographique différente selon leur stade évolutif : les lésions actives étaient hypofluorescentes aux temps précoces, et devenaient hyperfluorescentes aux temps tardifs. Les lésions cicatricielles avaient un aspect en cocarde caractéristique avec un centre hypofluorescent et une périphérie hyperfluorescente.

L'angiographie au vert d'indocyanine avait montré des lésions choroïdiennes bilatérales chez tous les patients. Ces lésions étaient hypofluorescentes tout au long de la séquence angiographique, bien limitées et plus nombreuses que celles observées cliniquement ou à l'angiographie à la fluorescéine. Des lésions vasculaires artérielles rétiniennes hyperfluorescentes unilatérales observées aux temps tardifs ont été retrouvées dans 2 yeux (6,7%).

D'autres atteintes moins fréquentes du segment postérieur ont été retrouvées : hémorragies à centre blanc (7 yeux, 10,9%), engainement vasculaire (5 yeux, 7,8%), des altérations de l'épithélium pigmentaire ayant l'aspect de pseudo-rétinite pigmentaire (3 yeux, 4,7%), un œdème papillaire (6 yeux, 9,4%) et une vasculite occlusive dans 1 œil. Une rétinopathie diabétique était retrouvée dans 36 yeux (43,9%).

Sur le plan biologique :

Une hyperleucocytose était retrouvée chez 18,7% des patients, un syndrome inflammatoire biologique chez 71,8% des patients.

La ponction lombaire était pratiquée chez 30 (93,7%) des patients vus à la phase aiguë. Une pléiocytose était notée chez 28 patients (87,5%). Une hyper albuminorrachie était retrouvée chez 56,2% des patients. La glycorrachie était abaissée chez 6,2%.

La sérologie du VWN faite par ELISA dans le sang était positive chez tous les patients.

Sur le plan thérapeutique :

Un traitement antiviral était instauré chez 26 patients (81,2%), à base de Ribavirine (1200 mg/jour) associée à l'interféron alfa 2b à la dose de 3 millions/jour chez 21 patients (65,6%).

Les patients présentant une uvéite antérieure étaient traités par une corticothérapie topique.

Sur le plan évolutif :

L'évolution des lésions ophtalmologiques était favorable dans la majorité des cas. L'acuité visuelle finale moyenne était de 8/10. Les lésions choriorétiniennes actives avaient évolué vers le stade cicatriciel dans tous les yeux. Une augmentation de la taille des lésions cicatricielles était notée dans 2 yeux (11,8%) et l'apparition de nouvelles lésions atrophiques dans 3 yeux (17,6%).

Six yeux (35,3%) avaient gardé une hyalite minime à modérée. Une membrane néovasculaire choroïdienne sur une lésion choriorétinienne cicatricielle était observée dans 1 œil.

Pathogénie :

La pathogénie des lésions oculaires au cours de l'infection au VWN est encore mal élucidée. Les neurones sont les principales cellules cibles du virus dans le système nerveux.

Les lésions observées pourraient être dues à une dissémination hématogène du virus à travers la choriocapillaire avec éventuellement diffusion dans la choroïde à l'origine d'une choriorétinite granulomateuse multifocale. Une dissémination du virus par contiguïté du SNC vers le l'œil à travers les fibres optiques pour atteindre l'épithélium pigmentaire serait une deuxième hypothèse expliquant la genèse des lésions oculaires observées et leur topographie linéaire ou curviligne.

Au terme de ce travail certaines recommandations méritent d'être retenues :
- Tous les patients atteints d'une infection par le virus West Nile doivent bénéficier d'un examen ophtalmologique précoce et complet à la recherche d'une atteinte du segment antérieur et surtout du segment postérieur. Cet examen doit être systématiquement complété par une angiographie à la fluorescéine et au vert d'indocyanine à la recherche de lésions infracliniques et souvent asymptomatiques.
- Le diagnostic d'infection au VWN doit être évoqué chez tout patient présentant un syndrome fébrile associé ou non à des signes neurologiques. L'examen ophtalmologique est très utile pour établir le diagnostic dans les formes douteuses ou en attente de la confirmation sérologique qui n'est possible qu'à partir du 8ème jour de l'infection.
- L'infection au VWN doit faire partie de la liste des étiologies des atteintes oculaires suivantes : choriorétinite multifocale avec, le plus souvent, une disposition linéaire curviligne des lésions associée ou non à une uvéite antérieure, vasculite occlusive ou non atteinte choriorétinienne néonatale, notamment en cas de sérologie TORSH négative.

BIBLIOGRAPHIE

1. **Abroug R, Ouanes-Besbes L, Letaief M, et al.**
A Cluster Study of Predictors of Severe West Nile Virus Infection. Mayo Clin Proc 2006;81:12-16.

2. **Adelman RA, Membreno JH, Afshari NA, Stoessel KM.**
West Nile virus chorioretinitis. Retina 2003;23:100-101.

3. **Agrawal AG, Peterson LR.**
Human immunoglobulin as a treatment for West Nile Virus infection. J Infect Dis 2003;188:1-4.

4. **Alpert S, Fergerson J, Noël LP.**
Intrauterine West Nile Virus: Ocular and Systemic Findings. Am J Ophthalmol 2003;136:733-735.

5. **Anderson JF, Rahal JJ.**
Efficacy of Interferon Alpha 2b and Ribavirin against West Nile Virus In Vitro. Emerg Infect Dis 2002;8:107-108.

6. **Anderson R, Horn K, Hoang M, Gottlieb E, Bennin B.**
Punctate exanthem of West Nile Virus infection: Report of 3 cases. J Am Acad Dermatol 2004;5:820-823.

7. **Anninger WV, Lomeo MD, Dingle J, Epstein AD, Lubow M.**
West Nile Virus-associated optic neuritis and chorioretinitis. Am J Ophthalmol 2003;136:1183-1185.

8. **Armali Z, Ramadan R, Chlebowski A, Azzam Z.**
West Nile Meningo-Encephalitis Infection in a Kidney Transplant Recipient. Transplantation proceedings 2003;35:2935-2936.

9. Armstrong W, Bashour A, Smedira N et al.
A Case of Fatal West Nile Virus Meningoencephalitis Associated With Receipt of Blood Transfusions After Open Heart Surgery. Ann Thorac Surg 2003;76:605-607.

10. Arslanoglu A, Takhtani D, Yousem D.
Serial magnetic resonance imaging of the west Nile Virus encephalitis. European Journal of Radiology Extra 2003;48:53-56.

11. Bains HS, Jampol LM, Caughron MC, Parnell JR.
Vitritis and chorioretinitis in a patient with West Nile Virus infection. Arch Ophthalmol 2003;12:205-207.

12. Ben Brahim Hajer.
Infection au Virus West Nile : Etude de 58 cas. Thèse pour le diplôme d'Etat de Doctorat en Médecine, 2006. Faculté de médecine de Monastir.

13. Campbell GL, Marfin A, Lanciotti R, Gubler D.
West Nile virus. Lancet Infect Dis 2002;2:519-529.

14. Centers for Disease Control and Prevention.
Intrauterine West Nile virus infection-New York 2002. JAMA 2003;289:295-296.

15. Centers for Disease Control and Prevention.
Investigations of West Nile virus infections in recipients of blood transfusions. JAMA 2002;288:2535-2536.

16. **Centers for Disease control and Prevention.**
Update: investigations of West Nile virus infections in recipients of organ transplantation and blood transfusion-Michigan. MMWR Morb Mortal Wkly Rep 2002;51:879.

17. **Centers for Disease Control and Prevention.**
Laboratory-acquired West Nile virus infections-united states. MMWR JAMA 2003;289:414-415.

18. **Centers for Disease Control and Prevention.**
Possible West Nile virus transmission to an infant through breast-feeding-Michigan. JAMA 2002;288:1976-1977.

19. **Centers for Disease Control and Prevention.**
Epidemic/Episzootic West Nile Virus in the United States: Guidelines for surveillance, Prevention and control 2003. [Online]; available from Internet.
http://www.cdc.gov/ncidod/dvbid/westnile/resources/Wnv.

20. **Cernescu C, Ruta SM, Tardei G, et al.**
A high number of severe neurologic clinical forms during an epedimic of West Nile virus infection. Rom J Virol 1997;48:13-25.

21. **Chan CK, Limstrom SA, Tarasewicz DG, Lin SG.**
Ocular Features of West Nile Virus Infections in North America : a study of 14 eyes. Ophthalmology 2006;113:1539-1546.

22. **Chang YM, Yeh TS.**
Linear streak lesions of the fundus equator associated with Vogt- Koyanag-Harada syndrome. Am J Ophthalmol 1990;109:745-746.

23. **Charrel RN, Broult AC, Gallian P et al.**
Evolutionary relationship between Old World West Nile virus strains. Evidence for viral gene flow between Africa, the Middle East, and Europe. Virology 2003;315:381-388.

24. **Cohen SY, Quentel G, Meunier I.**
Angiographie infrarouge au vert d'indocyanine. Editions scientifiques et médicales, Elsevier 2001; pp26-32.

25. **Cunha BA.**
Differential diagnosis of West Nile encephalitis. Curr Opin Infect Dis 2004;17:413-420.

26. **Cunha BA, Thermidor M, Mohan S, Ly H, Brook S.**
West Nile viral encephalitis mimicking hepatic encephalopathy. Heart Lung 2005;34:72-75.

27. **Dauphin G, Zientara S, Zeller H, Murgue B.**
West Nile: Worldwide current situation in animals and humans. Comp Immun Microbiol Infect Dis 2004;27:343-355.

28. **Day CW, Smee DF, Julander JG, Yamshchikov VF, Sidwell RW, Morrey JD.**
Error-prone replication of West Nile virus caused by ribavirin. Antiviral Res 2005;67:38-45.

29. **Devine P.**
West Nile Virus Infection. Prim Care Update 2003;10:191-195.

30. **Durand JP, Simon F, Tolou H.**
Virus West Nile : à nouveau en France chez l'Homme et les chevaux. Rev Prat 2004;54:703-710.

31. **Early Treatment Diabetic Retinopathy Study Research Group.**
Classification of diabetic retinopathy from fluorescein angiograms. ETDRS report number 11. Ophthalmology 1991;98:807-822.

32. **Eidsness RB, Stockl F, colleaux KM.**
West Nile chorioretinitis. Can J Ophthalmol 2005;40:721-724.

33. **Fountain JA, Schlaegel TF Jr.**
Linear streaks of the equator in the presumed ocular histoplasmosis syndrome. Arch Ophthalmol 1981;99:246-248.

34. **Gallian C, De Lamballerie X, De Micco P, Andreu G.**
West Nile virus (WNV): generalities and implications for blood transfusion. Transfus Clin Biol 2005;12:11-17.

35. **Garg S, Jampol L.**
Systemic and intraocular manifestations of West Nile virus Infection. Surv Ophthalmol 2005;50:3-13.

36. **Garmendia AE, Van Kruiningen HJ, French RA.**
The West Nile virus: its recent emergence in North America. Microbes Infect 2001;3:223–229.

37. **Gea-Banacloche J, Johnson RT, Bagic A, Butman JA, Murray PR, Agrawal AG.**
West Nile Virus: Pathogenis and therapeutic options. Ann Intern Med 2004;140:545-553.

38. **Gilad R, Lampl Y, Sadeh M, Paul M, Dan M.**
Optic neuritis complicating west nile virus meningitis in a young adult. Infection 2003;31:55-56.

39. Granwehr B, Lilibridge K, Higgs S et al.
West Nile virus: Where are we now?. Lancet Infect Dis 2004;4:547-556.

40. Guarner J, Shieh W, Hunter S, et al.
Clinicopathologic study and laboratory diagnosis of 23 cases of West Nile virus encephalomyelitis. Hum pathol 2004;35:983-990.

41. Hachfi W.
Les manifestations neurologiques de l'infection par le virus West Nile. A propos de 21 cas. Thèse pour le diplôme d'Etat de Doctorat en Médecine, 2005. Faculté de médecine de Sousse.

42. Haley M, Retter AS, Fowler D, Gea-Banacloche J, O'Grady NP.
The role for intravenous immunoglobulin in the treatment of West Nile virus encephalitis. Clin Infect Dis 2003;37:88-90.

43. Harrisso T.
West Nile encephalitis. J pediat health care 2002;16: 278-281.

44. Hayes EB, O'Leary DR.
West Nile virus infection: a pediatric perspective. Pediatrics 2004;113;1375-1381.

45. Hershberger VS, Ausburger JJ, Hutchins RK, Miller SA, Horwitz JA, Bergmann M.
Chorioretinal Lesions in Nonfatal Cases of West Nile Virus Infection. Ophthalmology 2004;111:2065-2070.

46. Iwamoto M, Jernigan DB, Guasch A et al.
Transmission of West Nile virus from and organ donor to four transplant recipients. N Engl J Med;348:2196-2203.

47. Jeha LE, Sila CA, Lederman RJ, Prayson RA, Isada CM, Gordon SM.
West Nile Virus infection: a new acute paralytic illness. Neurology 2003;61:55-59.

48. Jordan I, Briese T, Fischer N, Lau J, Lipkin W.
Ribavirin Inhibits West Nile Virus Replication and Cytopathic Effect in Neural Cells. J Infec Dis 2000;182:1214-1217.

49. Kaiser PK, Lee MS, Martin DA.
Occlusive Vasculitis in a Patient with Concomitant West Nile Virus Infection. Am J ophthalmol 2003;136:928-930.

50. Khairallah M, Ben Yahia S, Attia S, et al.
Indocyanine green angiographic features in multifocal chorioretinitis associated with West Nile virus infection. Retina 2006;26:358-359.

51. Khairallah M, Ben Yahia S, Attia S, Jelliti B, Zaouali S, Ladjimi A.
Severe ischemic maculopathy in a patient with West Nile virus infection. Ophthalmic Surg Lasers Imaging 2006;37:240-242.

52. Khairallah M, Ben Yahia S, Attia S, Zaouali S, Ladjimi A, Messaoud R.
Linear pattern of West Nile-associated chorioretinitis is related to retinal nerve fibres organization. Eye 2006;21:1-4.

53. Khairallah M, Ben Yahia S, Ladjimi A, et al.
Chorioretinal Involvement in Patients with West Nile Virus Infection. Ophthalmology 2004;111:2065-2070.

54. Khairallah M, Ladjimi A, Chakroun M, et al.
Posterior segment manifestations of Rickettsia conorii infection. Ophthalmology 2004;111:529-534.

55. Koevary SB.
Ocular involvement in patients infected by the West Nile virus. Optometry 2005;76:609-612.

56. Kouzana I.
Etude épidémiologique et clinique de l'infection à Virus West Nile dans la région de Mahdia. Thèse pour le diplôme d'Etat de doctorat en Médecine, 2000. Faculté de Médecine de Sousse.

57. Kuchtey RW, Kosmorsky GS, Martin D, Lee MS.
Uveitis Associated with West Nile Virus Infection. Arch Ophthalmol 2003;121:1648-1649.

58. Kuno G.
Serodiagnosis of flaviviral infections and vaccinations in humans. Adv Virus Res 2003;61:63–65.

59. Marciniak C, Sorosky S, Hynes C.
Acute flaccid paralysis associated with West Nile virus : Motor and functional improvement in 4 patients. Arch Phys Med Rehabil 2004;85:1933-1938.

60. Marrakchi C.
Les manifestations neurologiques liées à l'infection par le virus West Nile. Thèse pour le diplôme d'Etat de Doctorat en Médecine, 2001. Faculté de médecine de Sfax.

61. Miller AH, Liang EH.
Diplopia: A Focal Neurologic Presentation of West Nile Meningoencephalitis. Ann Emerg Med 2003;42:413-416.

62. Mostashari F, Bunning ML, Kitsutani P et al.
Epidemic West Nile Encephalitis, New York, 1999: Results of a household-based seroepidemiological survey. Lancet 2001;358:261-264.

63. Murgue B et Zeller H.
Rôle des oiseaux migrateurs dans l'épidémiologie du virus West Nile. Méd Mal Infect 2001;31:168-174.

64. Murgue B, Zeller H, Deubel V.
The ecology and epidemiology of West Nile in Africa, Europe and Asia. Curr Top Microbiol 2002;267:195-222.

65. Myers JP, Leveque TK, Johnson MW.
Extensive Chorioretinitis and Severe Vision Loss Associated With West Nile Virus Meningoencephalitis. Arch Ophthalmol 2005;123:1754-1756.

66. Nabli B, Chippaux-Hyppolite C, Chippaux A, Tamalet J.
Enquête sérologique en Tunisie sur les arbovirus. Bull Org Mond Santé 1970;42:297-303.

67. Nash D, Mostashari F, Fine A et al.
The outbreak of West Nile virus infection in the New York City area in 1999. N Eng J Med 2001;344:1807-1814.

68. Patricia A.
West Nile virus infection. Prim Care Update 2003;10:191-195.

69. **Pealer LN, Marfin AA, Peterson LR et al.**
Transmission of West Nile Virus through blood transfusion in the United States in 2002. N Engl J Med 2003; 349:1236-1245.

70. **Peterson LR, Marfin AA.**
West Nile Virus: A primer for the clinician. Ann Intern Med 2002;137:173-179.

71. **Peterson LR, Marfin AA, Gubler DJ.**
West Nile virus. JAMA 2003;290:524-528.

72. **Phalen D, Dahlhausen B.**
West Nile Virus. Seminars in Avian and Exotic Pet Medicine 2004;132:67-78.

73. **Platonov AE.**
West Nile Virus in Russia 1999-2001. Were we ready? Are we ready? Ann N Y Acad Sci 2001;951:102-116.

74. **Platonov AE, Shipulin GA, Shipulina AY et al.**
Outbreak of West Nile virus infection, Volgograd region, Russia, 1999. Emerg Infect Dis 2001;7:128-132.

75. **Pomeraanz HD.**
Roth spots. Arch Ophthalmol 2002;120:1596.

76. **Prince H, Hogrefe W.**
Assays for detecting West Nile virus antibodies in human serum, plasma, and cerebrospinal fluid. Clin Applied Immunol Rev 2005;5:45-63.

77. Saad M, Youssef S, Kirschke D, et al.
Acute flaccid paralysis: the spectrum of a newly recognized complication of West Nile virus infection. J infect 2005;51:120-127.

78. Sampathkumar P.
West Nile virus: Epidemiology, clinical presentation, diagnosis and prevention. Mayo Clin Proc 2003;78:1137-1144.

79. Sampson BA, Armbrustmacher V.
West Nile encephalitis: The neuropathology of four fatalities. Ann N Y Acad Sci 2001;951:172-178.

80. Shapall A, Varpetian A, Ginsberg D.
Urinary Retention In A Patient With West Nile Virus. Urology 2003;61:1259.

81. Solmon T.
Flavivirus encephalitis. N Engl J Med 2004;351:370-378.

82. Solomon T, Ooi MH, Beasley DW, Mallewa M.
West Nile encephalitis. BMJ 2003;326:865-869.

83. Spaide RF, Yanuzzi LA, Freund KB.
Linear streaks in multifocal choroiditis and panuveitis. Retina 1991;11:229-231.

84. Standardization of Uveitis Nomenclature (SUN) working group.
Standardization of Uveitis Nomenclature for Reporting Clinical Data. Results of the First International Workshop. Am J Ophthalmol 2005;140:509–516.

85. **Tardei G, Ruta S, Chitu V, Rossi C, Tsai TF, Cernescu C.**
Evaluation of immunoglobulin M (IgM) and IgG enzyme immunoassays in serologic diagnosis of West Nile virus infection. J Clin Microbiol 2000;38:2232–2239.

86. **Triki H, Murri S, Le Guenno B et al.**
Méningo-encéphalite à arbovirus West Nile en Tunisie. Med Trop 2001;61:487-490.

87. **Vaispapir V, Blum A, Soboh S, Ashkenazi H.**
West Nile Virus meningoencephlitis with optic neuritis. Arch Inter Med 2002;162:606-607.

88. **Vandenbelt S, Shaikh S, Capone A, Williams GA.**
Multifocal choroiditis associated with West Nile Virus encephalitis. Retina 2003;23:97-99.

89. **Watson J, Pertel P, Jones R, et al.**
Clinical Characteristics and Functional Outcomes of West Nile Fever. Ann Intern Med 2004;141:360-365.

90. **Yim R, Posfay-Barbe KM, Nolt D, Fatula G, Wald ER.**
Spectrum of clinical manifestations of West Nile virus infection in children. Pediatrics 2004;114:1673-1675.

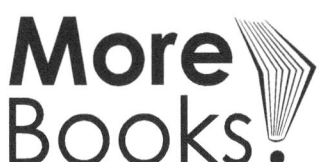

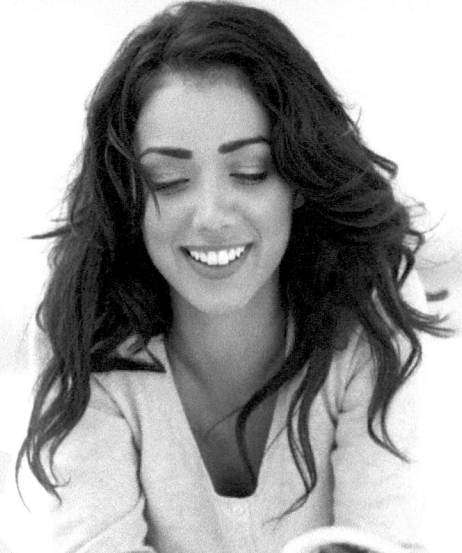

Oui, je veux morebooks!

i want morebooks!

Buy your books fast and straightforward online - at one of world's fastest growing online book stores! Environmentally sound due to Print-on-Demand technologies.

Buy your books online at

www.get-morebooks.com

Achetez vos livres en ligne, vite et bien, sur l'une des librairies en ligne les plus performantes au monde!
En protégeant nos ressources et notre environnement grâce à l'impression à la demande.

La librairie en ligne pour acheter plus vite

www.morebooks.fr

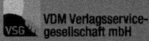

VDM Verlagsservicegesellschaft mbH
Heinrich-Böcking-Str. 6-8   Telefon: +49 681 3720 174   info@vdm-vsg.de
D - 66121 Saarbrücken   Telefax: +49 681 3720 1749   www.vdm-vsg.de

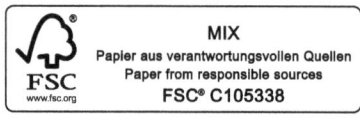

Printed by Books on Demand GmbH, Norderstedt / Germany